调体补气养五脏

气贯五脏春

五脏调和 气血充盈

李淳 ◎ 编

养生

国文出版社
·北京·

图书在版编目(CIP)数据

调体补气养五脏 / 李淳编. -- 北京：国文出版社，
2025. -- ISBN 978-7-5125-1978-7

Ⅰ．R243；R212

中国国家版本馆 CIP 数据核字第 20251EJ847 号

调体补气养五脏

编　　者	李　淳
责任编辑	罗敬夫
责任校对	李立强
出版发行	国文出版社
经　　销	全国新华书店
印　　刷	三河市兴达印务有限公司
开　　本	787毫米×1092毫米　　　32开
	2.5印张　　　　　　　　49千字
版　　次	2025年6月第1版
	2025年6月第1次印刷
书　　号	ISBN 978-7-5125-1978-7
定　　价	29.80元

国文出版社
北京市朝阳区东土城路乙 9 号　　邮编：100013
总编室：（010）64270995　　传真：（010）64270995
销售热线：（010）64271187
传真：（010）64271187-800
E-mail：icpc@95777.sina.net

引言

中医理论中有"上药三品"的说法，即精、气、神。其中，精是人体的物质基础，神是人体活力的外在体现，而气处于中间位置，承担着能量化生的重要职责。气具有上通下达的特性，一方面，它要协助人体的消化功能，将摄入的水谷转化为"精"；另一方面，它还要负责运输和传递，将生成的"精"输送至五脏六腑，滋养人体的"神"，从而维持人体的完整机能。在这"上药三品"中，倘若缺乏"精"，人体就会出现营养不良的状况；若失去"神"，人便会如同行尸走肉般失去生机；而一旦"气"不足，人体就会出现形神分离的现象，生命也难以长久维系。

本书所述的养生理论、按摩手法及食疗方案均为日常保健参考，不能替代专业医疗诊治。如遇身体不适或疾病症状，请及时就医并遵医嘱治疗，养生调理与医学治疗需科学配合。

目录
Contents

第一章 调体补气的重要性

百病生于气，气的循环对身体很重要 ·················· 1

养生就是养气血 ·················· 4

五脏藏五神的依据 ·················· 6

神伤是身体的克星 ·················· 9

第二章
心藏神：元神归心，神志安宁

心平气和，百病不侵 ·················· 11

失眠者的良方："三合一"穴位按摩法 ·················· 13

治疗小儿多动症，安心养神 ·················· 15

手指操应对健忘的功用 ·················· 18

更年期女性，甘麦大枣汤 ·················· 20

面对突发性耳聋，刺激内关穴 ·················· 21

神经衰弱，耳穴贴压疗法 ·················· 23

心慌、头晕，按摩劳宫穴 ·················· 24

第三章
肝藏魂：肝是身体与心情的瞭望台

头晕症状多源于肝 …… 27

鼻出血的应对妙方 …… 30

泻肝火，喝猪肺汤 …… 33

女性护肝与酸味食品 …… 36

疏理肝气，远离乳腺增生 …… 37

高血压老年人最好的"降压药"：掩耳旋头平气法 …… 39

气得吃不下饭，按压足三里穴和阴陵泉穴 …… 41

口苦原来是你的肝在"受苦" …… 44

"双肘相叩疏肝利胆法"：保护肝，也保护你的两肋 …… 46

抑郁的时候，吃玫瑰枣膏 …… 48

第四章 肾藏志：聪明与肾气的关系

黑米莲子粥 …… 51

交泰丸 …… 52

脐下四穴 …… 53

生气郁闷会引发浮肿 …… 54

第五章

脾藏意：脾是五脏中的"谦谦君子"

"相思病"其实是"脾病" ... 56

"饭局"常客不妨多揉揉手心 ... 58

糖尿病的治疗法：益气健脾 ... 60

孩子脾胃虚弱，记忆力下降：按摩手心、喝山药粥 ... 62

胖居然是因为想得太多 ... 62

治疗小儿厌食症的妙法 ... 65

第六章

肺藏魄：肺气强盛，才能气势恢弘

肺气不足皮肤差，试试枇杷膏 ... 67

成年人的"青春痘"大多源于"忧愁暗恨生" ... 68

老年人气虚便秘？试试参核姜枣饮 ... 70

清肺除热甲鱼汤，防秋燥，止咳嗽 ... 71

笑养肺 ... 73

第一章

调体补气的重要性

百病生于气,气的循环对身体很重要

人的情绪看似细微平常,却能对体内最为基础的物质——气,产生重大影响。气会随着心情的起伏而紊乱,在体内无序游走,致使身体正常的运行节奏被打乱。在这般状态下,机体又怎能维持健康呢?以常见的生活场景为例,不少人在生气时会毫无食欲,还会感觉胸口憋闷、咽喉堵塞。此时,人们往往会下意识地揉按胸口,这其实是身体的一种自我调节机制。

之所以会出现堵塞感,是因为体内积聚了一团气,

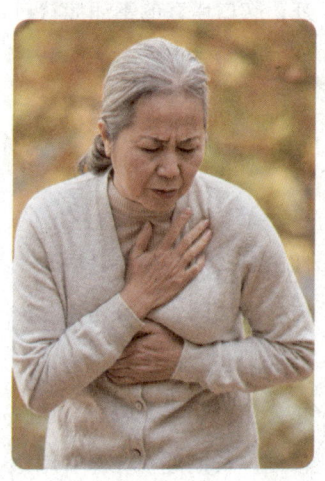

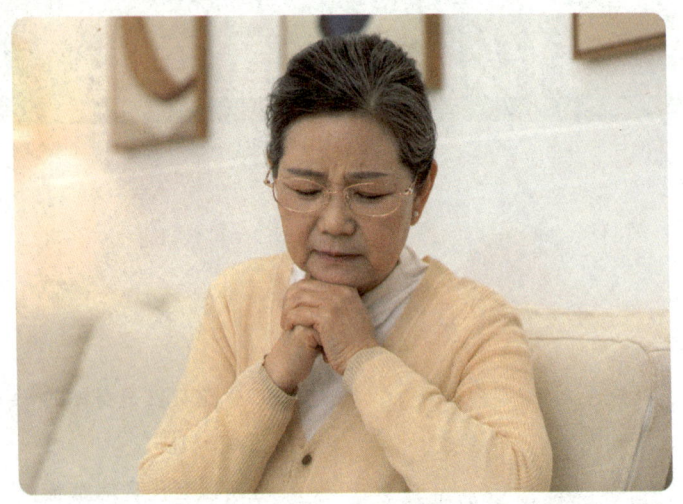

通过揉按,这团气就会散开,胸口堵塞的不适症状自然就会减轻。在气的多种状态中,气滞是人们较为熟知的一种。气滞的成因并不复杂:一是寒邪入侵。寒性主凝,寒邪凝滞会导致气滞,就如同水遇冷结冰,流动受阻。二是忧思过度。忧愁会使气聚集,思虑会使气郁结。长期处于忧愁、思虑状态的人,极易患上肿瘤类疾病。这是因为持续的忧虑使得气凝聚在一起,运行不畅,恰似下水道被堵塞。久而久之,各种病变便会随之而来,诸如乳腺小叶增生、淋巴结核等,都与气滞脱不了干系。

那么,当遭遇不顺心之事,产生负面情绪时,究竟该如何应对呢?行之有效的

第一章 调体补气的重要性

方法主要有两种：其一，努力修炼自身的心胸与格局，培养豁达的心态，避免情绪因为鸡毛蒜皮的小事而大起大落。其二，当负面情绪产生时，要及时将其疏导出去，切不可让它对身体造成伤害。这就如同大禹治水，治理情绪同样宜疏不宜堵。情绪原本是无形之物，但若长期积压、堵塞，就会实实在在地演变成疾病的根源。

所以，鉴于气血在维持人体健康方面的关键作用，我们理应将养气血作为保健养生的核心内容，给予足够的重视。

该从哪些方面入手才能切实保证器官有充足的营养，不会出现营养匮乏的情况呢？

脾胃是人体后天的根本，也是气血生成的源头，因此一定要重视饮食方面的调养。首先，要注意维持脾胃的健康，保持良好的食欲，既要做到饮食有规律、有节制，又要注重对脾胃相关疾病的治疗。其次，应适当多吃一些含有丰富"造血原料"的食物，尤其是富含优质蛋白质、人体必需微量元素（特别是铁元素）、叶酸以及维生素B_{12}的营养类食物。要清楚，饮食调理的重要性贯穿一生，需要落实到

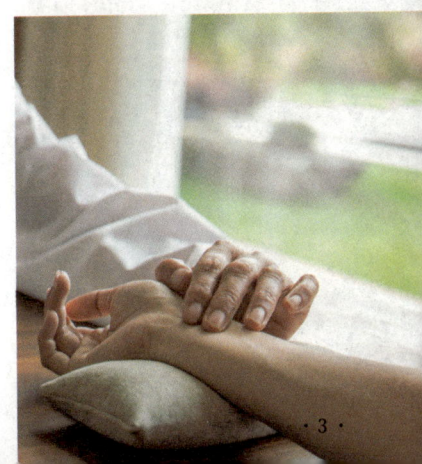

每日的每一餐中。

养生就是养气血

中医有诸多经典的养血良方流传至今，比如阿胶、红枣、当归，还有著名的四物汤，都是补血的佳品。同时，气功、太极拳、六字诀等传统养生功法，其主要功效也在于调畅气机。当人体气血调和、顺遂时，自然能远离疾病的困扰。因此，养生的重中之重就在于调养气血。

调养气血主要涵盖两个重要方面。一是"补"，借助充足的睡眠、合理运用药物以及科学搭配饮食等手段，为人体补充足够的气血。气血充足是维持身体健康的基石，只有根基稳固，身体各机能才能正常运转。二是"运"，仅仅补足气血远远不够，还需将这些气血顺畅地输送至身体的各个部位，发挥其滋养脏腑、濡养周身的作用。否则，即便补充了大量气血，也无法真正为身体所用。恰似开工厂，前期投入资金购置设备、原材料（如同买食物和药物），生产出产品（类比经过脾胃消化转化为气血），但如果没有高效的运输渠道将产品配送出去（等同于气血运行），前期的努力都将付诸东流，无

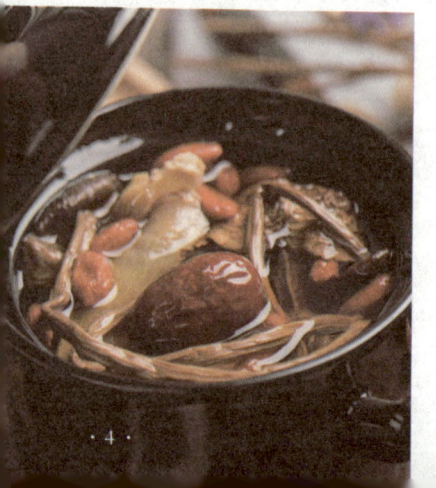

第一章　调体补气的重要性

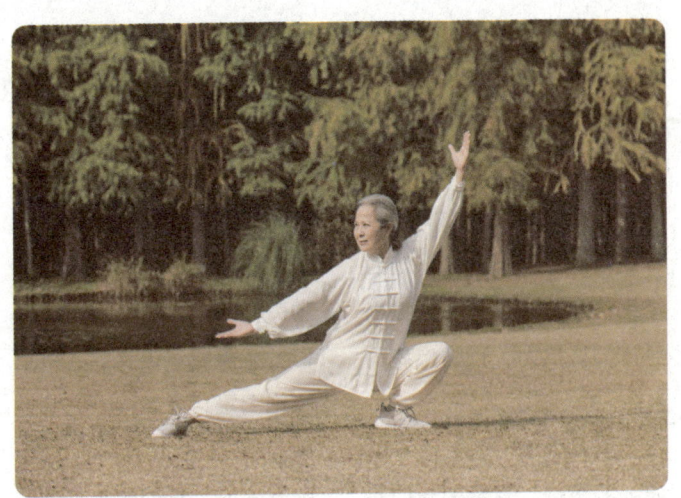

法产生实际效益（即无法实现身体健康）。"金元四大家"之一的张子和提出"气血流通为贵"，正是强调了气血运行顺畅的重要性。

那么，如何才能确保气血顺畅运行，不出现阻滞或紊乱的情况呢？这就不得不提及经络。经络在人体中扮演着气血运行通道的关键角色。一旦气血运行不畅，就会在经络中瘀滞堵塞。此时，就需要对经络进行疏通，使气血能够重新畅行无阻，滋养全身的脏腑组织。

运动是不可忽视的疏通经络的方式。适当的运动可以使身体的气血活跃起来，促进经络的畅通。像太极拳、五禽戏等传统养生运动，动作舒缓，注重身体的整体性和协调性，在运动过程中，身体的各个部位都能得到锻炼，经络也会随之得到疏通。此外，慢跑、散步等有氧运动，也能加速血液循环，使气血更好地滋养全身经络。运动不仅可以疏通经络，还能增强体质，提高身体的抵抗力，预防疾病的发生。

当然，运动并非一蹴而就的事情，它需要我们长期的坚持与努力。人生亦是如此，问题总是接踵而至，生活的本质就是不断解决问题。妄图一蹴而就，一次性解决所有问题，实现一劳永逸，这只是不切实际的幻想。经络如同生活，需要我们耐心地、逐步地一条一条去疏通，一个问题一个问题去攻克，只有这样，身体才能处于良好状态，为我们的健康和幸福服务。

五脏藏五神的依据

中医强调，一个人身体健康的重要标准是气血充足。人体的各个脏器如同辛勤劳作的人，它们也有"胃口"，需要"进食"，只有吃饱喝足，才能精力充沛地履行各自的职责。而对于脏器来说，它们的"食物"便是气血。当体内的各个脏器每天都能获得充足的气血滋养时，它们便能高效地工作，人体也会处于良好的状态。然而，一旦人体的总血量不足，脏器无法获得足够的"食物"，它们即便仍在坚持运转，但却很容易产生疲劳感，变得虚弱无力，人的抵抗力也会随之下降，这也就是人们常说的"亚健

第一章 调体补气的重要性

康"状态。倘若这种气血不足的状况持续时间较长，由于各个脏器长期供血不足，各种疾病便会逐渐找上门来。

以心脏为例，当心脏供血不足时，人就会出现心慌、气短、胸闷等症状。这其实是心脏在向我们警示，它已经"饥饿"和"疲惫"了，渴望得到休息。此时，心跳甚至会出现短暂的停顿，速度也会逐渐变慢，有可能引起心肌缺血、心绞痛等情况。但如果我们只是简单地服用一些扩张血管的药物，而没有找到问题的根源，以致缺血症状进一步恶化、血管无法保持充盈状态，就会导致血管闭塞，引发心梗，严重时甚至会危及生命。

大脑供血不足同样不容小觑。症状较轻时，人会出现头晕、记忆力下降等问题；症状严重时，远端末梢的血管会因无法获得充足的血液供应而逐渐干瘪、闭塞，进而引发脑缺血、脑梗死。随着时间的推移，大脑组织会逐渐萎缩，脑萎缩、老年痴呆症等疾病也会随之而来。

肝脏也是如此，供血

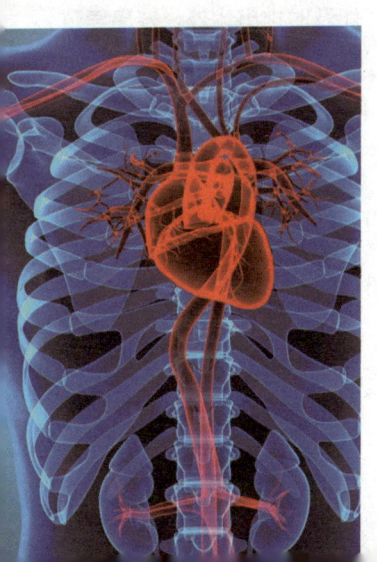

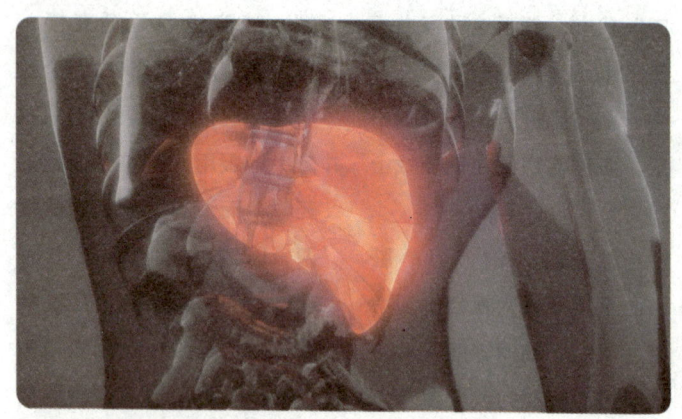

不足时,其工作能力会显著下降。肝脏作为"人体化工厂",正常情况下能够将摄入的食物充分转化为人体所需的能量。然而,在供血不足的情况下,原本能够转化一斤食物的能量,现在可能只能转化七两,剩余的三两则会以脂肪的形式堆积在肝脏中,形成脂肪肝;或者堆积在血管里,形成斑块。

肾脏的功能也会受到气血供应的影响。当肾脏供血不足时,它的排毒工作就无法高质量地完成。如此一来,身体内的各种毒素便不能及时排出体外,容易导致尿酸、尿素等指标升高。

胰腺也是一样的道理,当得到充足的"滋养"时,它能够为人体提供足够的胰岛素,维持血糖的正常代谢。但当胰腺供血不足、"吃不饱"时,糖的代谢就会出现异常,多余的糖会留在血液中,导致血糖升高。

神伤是身体的克星

一个心胸豁达、不斤斤计较的人,情绪往往比较稳定,不容易受到外界因素的干扰。在这种状态下,体内的气血运行顺畅调和,脏腑功能协调有序,正气充足旺盛。从外在表现来看,就是精神饱满、精力充沛,从内而外散发出一种健康、敏捷的气息。相反,那些心胸狭窄、热衷于追名逐利的人,常常会因为一些琐碎小事而情绪波动较大。这种情绪的不稳定很容易打乱体内气血的正常运行轨迹,一旦气血失调,身体各种问题就会随之而来,常见的就是身体虚弱,容易被疾病侵袭。

科学家通过研究发现,性格内向的人往往免疫力更低。从中医的角度来解释,性格外向的人通常能够及时地表达和释放自己的情绪,而性格内向的人则习惯把事情憋在心里。长期的情绪压抑容易使人陷入暗自悲伤的情绪中无法自拔,导致肝气郁结。这种过度"内怜"的性格特点很容易损伤人的"神",进而

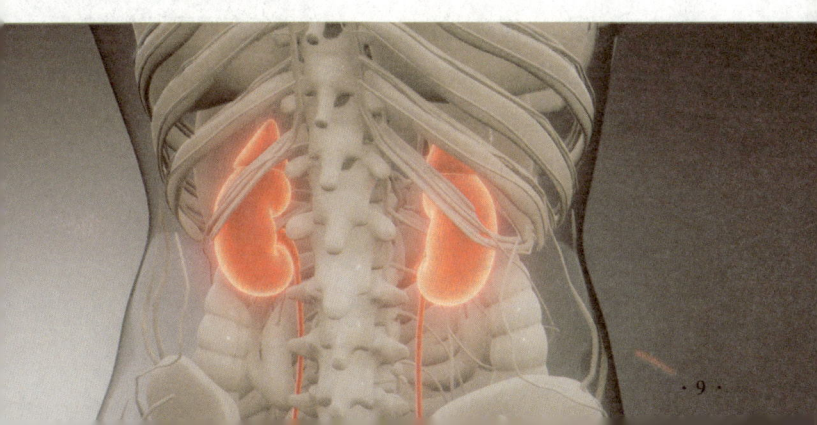

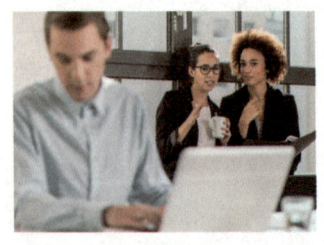

导致体内气血凝滞不畅,最终引发各种疾病。现在所说的具有"癌症性格"的人,就是"神伤"的典型代表。这类人往往先是由于长期的情绪压抑而损伤了"神",然后逐渐耗损体内的"气"和"精",最终发展成病理性的病变。

所以,中医强调"心神乃形之大主"。面对一个虽然身体有疾病但精神状态良好的人,我们能够从他身上感受到一种积极向上的健康力量。相反,一个人即使身体健康,但精神状态不佳,也会给人一种无精打采、病怏怏的感觉。这就是"神伤"和"形伤"的区别所在。由此可见,"形伤"相对来说还比较容易恢复,而"神伤"才是对健康真正具有致命威胁的因素。

一个人如果能够时刻注重修炼自己的"神",保持一种平和的心态,不因为外物的好坏和自己的得失而大喜大悲,始终以一颗平常心面对生活中的一切,那么,他就能够在理智和冷静的状态下妥善解决生活中的各种困难和挑战。这样的人,又怎么会不幸福呢?

第二章
心藏神：元神归心，神志安宁

心平气和，百病不侵

在中医的理念中，诸多病症追根溯源，往往是由心而起，更确切地说，最初是因"气"而生。这里所说的"气"，并非我们身体内维持生命活动的正气，而是由情绪引发的"气"，也就

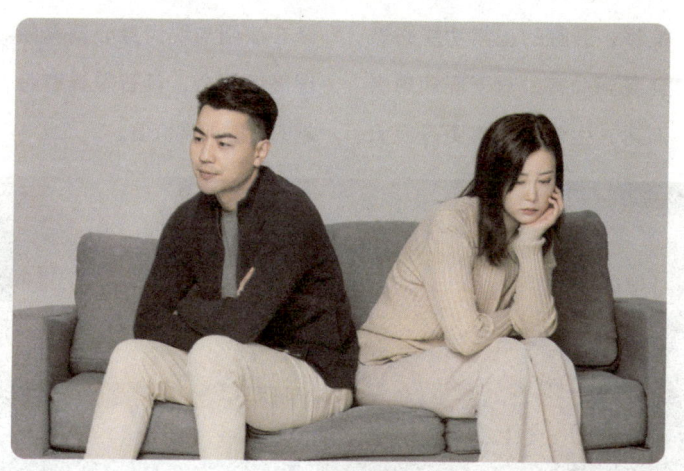

是生气时所产生的那种负面情绪之气。

肝脏在人体中承担着储存大量气血的重要功能。中医有"怒则气上"的说法，意思是人生气时，肝脏中储存的气血会急剧涌出，导致肝脏储备的气血大量流失。气血流失相对容易，但想要再次储存充足的气血却并非易事。倘若一个人脾气暴躁，经常生气，随着时间的推移，肝脏的正常功能必然会受到损害。对于肝病患者而言，生气的危害更是巨大的。若肝病患者本身气血不足，生气很可能会诱发肝硬化，对健康构成严重威胁。

事实上，相关研究还发现，容易生气的人患癌症的概率似乎比常人更高，只是目前医学还未能完全弄清楚发怒与患癌之间的具体关联机制。

可见，从健康的角度来讲，中国传统养生理念中"怒不越宿，嗔不留明"的修心法则与现代身心调养原理高度契合，其智慧具有跨越时空的科学价值。

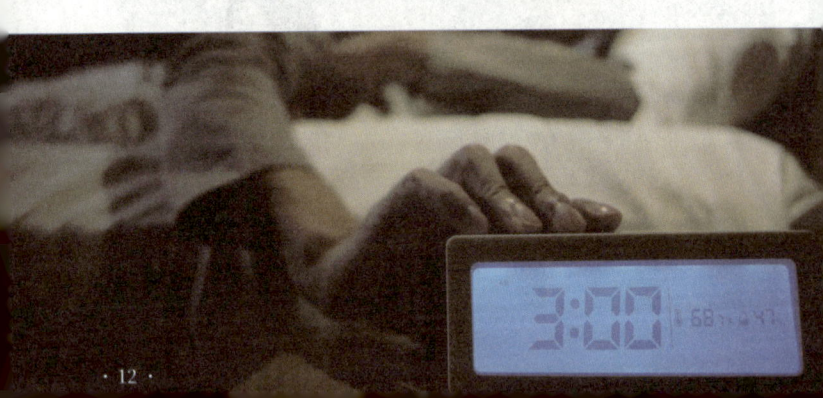

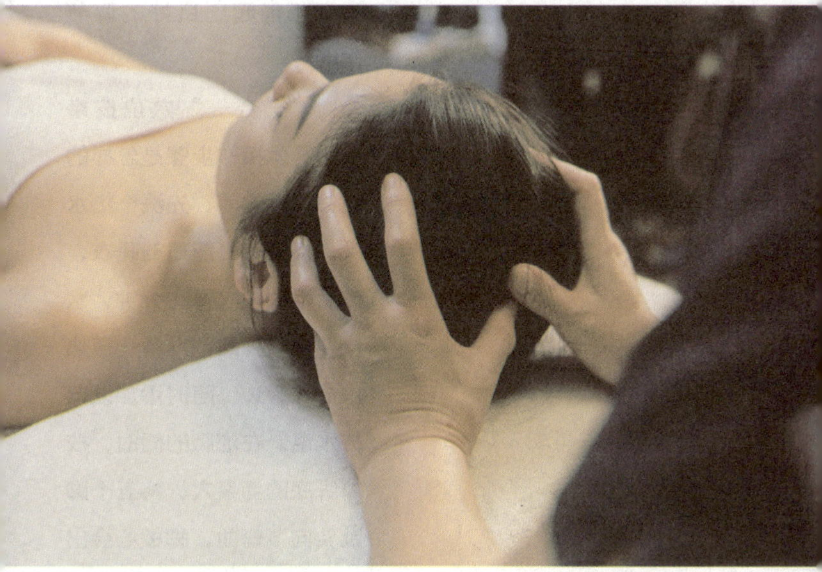

第二章　心藏神：元神归心，神志安宁

失眠者的良方："三合一"穴位按摩法

在所有与情绪相关的疾病中，失眠的发病率堪称最高，并且随着年龄的增长，失眠的可能性也会增加。尽管失眠的诱发因素多种多样，但依据中医理论，其根源只有两个，即心神不宁、心肾不交。

在此，为大家介绍一种"三合一"穴位按摩法。相较于其他方法，这种方法更为简便易行，而且无需进行复杂的辨证。因为经络穴位是人体自身的组成部分，按摩穴位具有双向调节的作用，对于由各种原因引发的

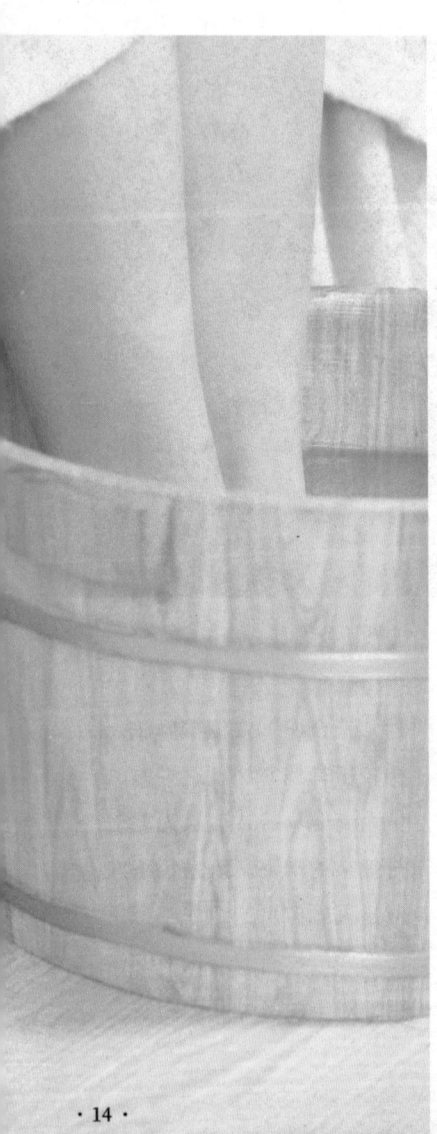

失眠都能起到良好的调节作用。

"三合一"穴位按摩法的具体操作步骤是怎样的呢？在睡觉前，先洗个热水澡，换上宽松舒适的睡衣，然后用热水泡脚20分钟，水位要没过脚踝。准备一瓶热水放在旁边，随时添加以保持水温。在泡脚的同时，按摩脚底的涌泉穴，将五个脚趾头向下弯曲，脚板心会出现一个凹陷处，这里便是著名的涌泉穴。将食指弯曲，以食指关节部位在涌泉穴上按揉三到四分钟。接着，用同样的方法按揉太溪穴，太溪穴位于脚内踝尖与脚后跟中间的凹陷处。最后按摩失眠穴，失眠穴在脚后跟，经由脚底连接内、外踝，画一条线，再在脚底中间纵向画一条线,两条线的交叉点就是失眠穴。

这种方法主要针对的是心肾不交导致的入睡困难,这也是现代人常见的失眠原因。饮食不规律和不良生活习惯导致现代人肾气普遍虚弱,无法上达于心;同时,过多的欲望和生活压力又使得心火上炎。心火在上,肾水在下,无法相交,导致体内气机紊乱,难以入睡。而按摩上述三个穴位能够有效地缓解这一症状,帮助人们恢复良好的睡眠。

治疗小儿多动症,安心养神

在中国古代,小儿多动症被称作阳盛。《黄帝内经·素问·生气通天论篇》中提到:"阴平阳秘,精神

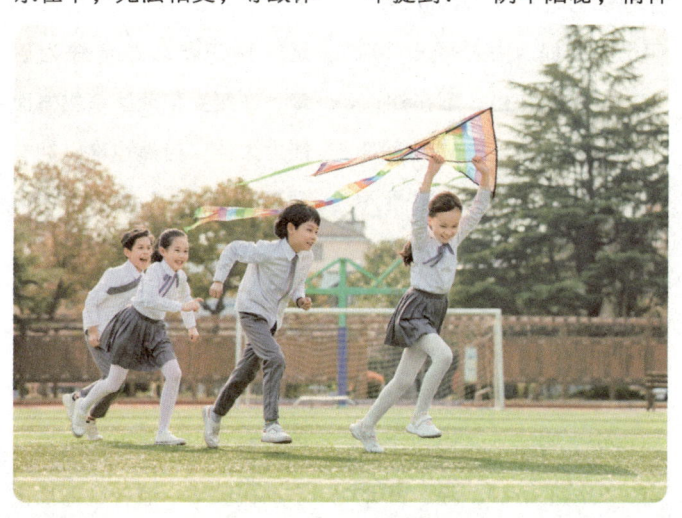

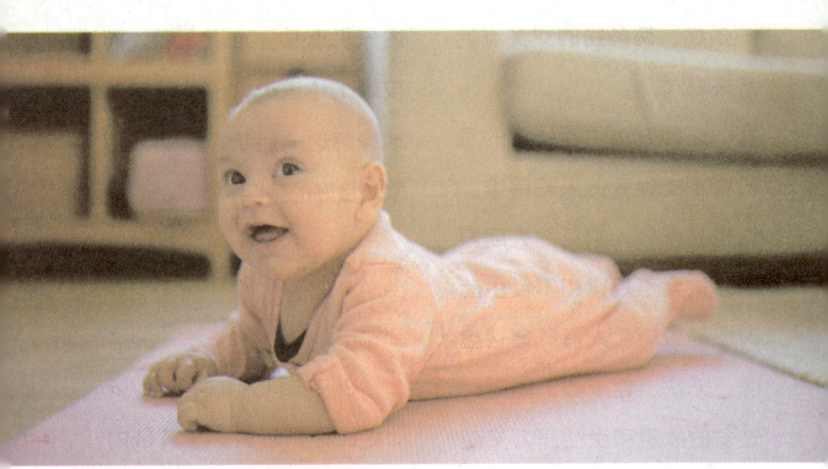

乃治。"这表明人体的所有生理和心理活动,都以阴阳平衡为前提。古人亦云"阴在内,阳之守也;阳在外,阴之使也",还说"阴静阳躁"。倘若阴阳失去平衡,阴气无法制约阳气,致使阳气浮越于外,人便会出现躁动的症状。当体内阴阳失调时,脏腑功能也会随之出现异常。对于小儿多动症而言,其与心、肝、脾、肾等器官的关系尤为紧密。

心主藏神,若心气不足,孩子就会显得较为愚笨,在接受和理解事物方面能力欠佳,自然也难以拥有理想的学习成绩。肾主藏志,若肾阳不足,人往往会反应迟钝;而肾气不足,还会引发肝阳偏亢的情况,就如同水无法涵养树木一般,导致孩子难以集中注意力,小动作频繁。而脾则为后天

心藏神：元神归心，神志安宁

之本，是人体获取营养精微物质的源头。

以下是小儿多动症具体的治疗方法：

1. 让孩子仰面平躺（可以在孩子入睡后进行），使用食指和中指按揉孩子的百会穴、四神聪穴，每个穴位各按揉1分钟。

2. 运用一指禅偏峰推法，从印堂穴推向神庭穴，如此往返操作3次。

3. 用中指的指腹按揉孩子双侧的太阳穴，时间为1至2分钟。

4. 采用抹法，从攒竹穴开始，沿着眉毛上方推至太阳穴，往返移动5至7次。

5. 用中指指端按揉气海穴、关元穴，每个穴位按揉1至2分钟。

6. 进行摩腹操作，时间

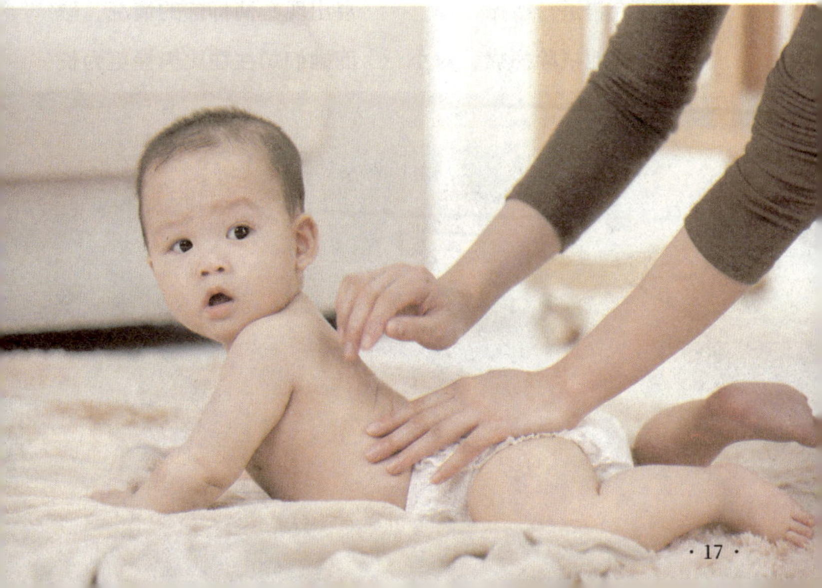

为5分钟。

7.完成前面的步骤后，让孩子俯卧，进行捏脊，操作5至7遍，再拿捏颈项、肩井部位，时间为1至2分钟。

按摩头部的穴位对于调整人体脑部神经具有显著功效，能够有效促进头部的气血运行。人体的所有健康问题在耳朵上都有相应的反应点，刺激这些穴位，就如同对五脏六腑进行按摩一样，能够很好地祛除病痛，对小儿多动症的治疗也能起到积极的辅助作用。

手指操应对健忘的功用

健忘的成因多种多样，心脾气虚、心肾不交、肝郁血瘀等都有可能导致健忘症状的出现。然而，追根溯源，其中最关键的因素还是与"心"密切相关。大家都知道，女性相较于男性更容易出现心情抑郁的情况，然而她们却往往比男性更为长

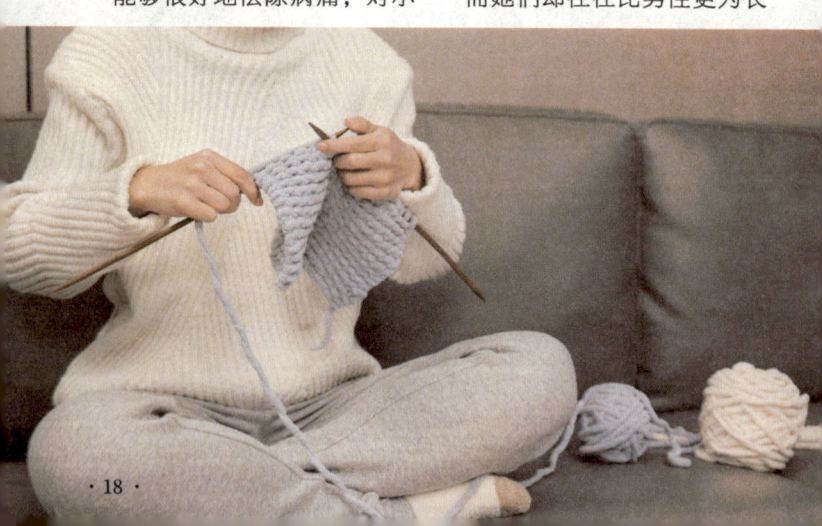

寿,且患老年痴呆症的概率相对较低。这是为什么呢?或许大家很难想到,其中一个重要原因就是女性的手指更为灵活,她们喜爱从事一些精细的手工活,闲暇时常常拿起毛线进行编织。试想一下,在编织的过程中,人的注意力高度集中,哪还有心思去胡思乱想呢?因为一旦分心,就很容易织错,所以这很好地避免了人们思绪杂乱的情况。

其实,活动手指头的方法有很多。比如,我们在电视上经常看到一些老年人手中转动着两个核桃。在这里,我再为大家介绍一种更为简便的方法,只需一根绳子,就能有效地刺激手上的穴位。它就是解绳操。

解绳操的具体操作:找一根长度在50至60厘米之间、粗细如筷子的绳子,在上面打上20个结。在有空的时候,将这些绳结逐一解开。需要注意的是,解绳结是关键环节,要求分别用双手的拇指和食指解开5个结,拇指和中指解开5个结,拇指和无名指解开5个结,拇指和小指解开5个结。要确保每个手指头都能得到刺激,并且不能用指甲,而要用指肚来解结。相信大家不难发现,这样的操作其实就是在刺激十宣穴。在刚开始练习时,绳结可以打得松一些,随着动作逐渐熟练,再慢慢将绳结打紧,以增强对手指头的锻炼效果。

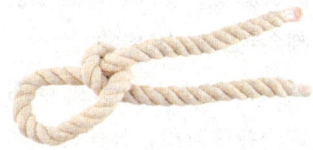

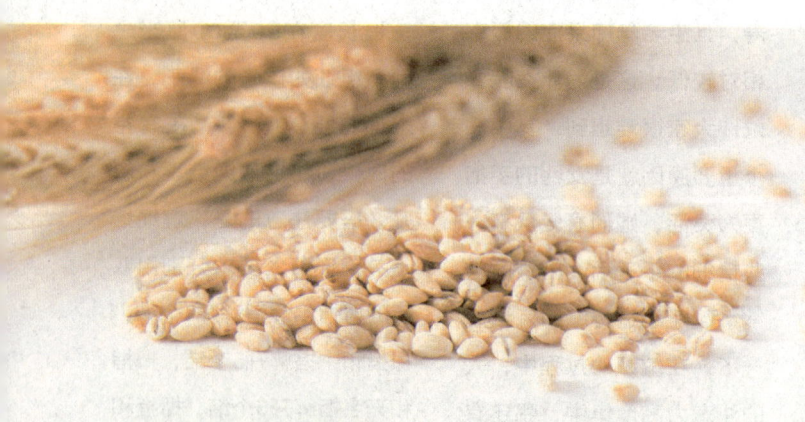

更年期女性,甘麦大枣汤

《黄帝内经·灵枢·口问篇》曾指出:"悲哀忧愁则心动,心动则五脏六腑皆摇。"倘若心中时常浮现那些令人不悦之事,势必会致使心气不足,进而出现精神虚弱、体力匮乏的状况,肝脏、肺脏、脾脏、胃腑等也都会受到牵连和影响。

若女性正处于更年期这一特殊阶段,身体的生理机能正经历着急剧的变化,加之内心的痛苦始终无法释怀,情绪更容易变化无常。此时,出自汉代名医张仲景所著《金匮要略》的甘麦大枣汤,作为调理女性更年期症状的常用良方,无疑是解决问题的一剂良药。

甘麦大枣汤的具体处方如下: 18克小麦,12克炙甘草,以及9枚大枣。先将这三味药材用大火煮沸,随后改用文火慢慢煎煮,直至小麦

第二章 心藏神：元神归心，神志安宁

变得黏稠。煎煮完成后，取两次煎液并混合均匀，便可饮用。服用方法是早晚各一次，连续服用15天。甘麦大枣汤对于调理五脏有着极佳的效果，尤其是在治疗女性心气郁结方面，功效显著。

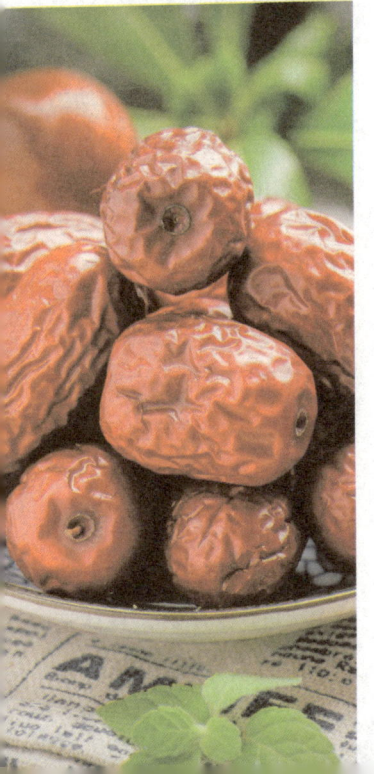

面对突发性耳聋，刺激内关穴

《黄帝内经·灵枢·邪气脏腑病形篇》中写道："十二经脉，三百六十五络，其血气皆上于面而走空窍。其精阳气上走于目而为睛，其别气走于耳而为听。"

心和耳之间正是通过这根血脉建立起联系的。倘若心火过于旺盛，或者心神处于紧张状态，导致心肾失调，水火无法相互协调，那么血液就难以向上滋养耳部脉络，听力自然会出现问题。

在日常生活中，除了按摩内关穴，以促进心包经的气血运行之外，还可以通过一些方法来实现心肾相交，促使肾水向上运行，将上半身的火气引下来，防止心火

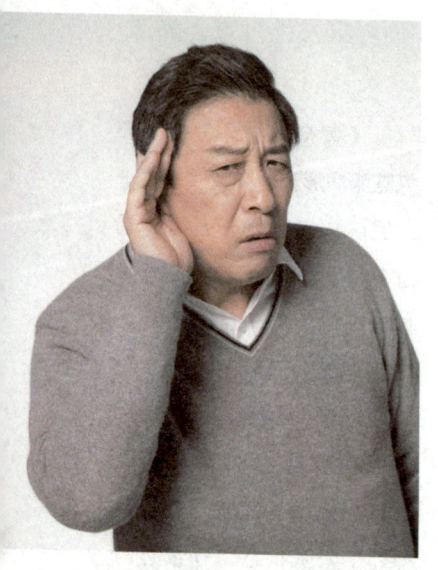

过旺而引发疾病。很多人都知道,用手心搓脚心可以达到心肾相交的效果,其实还有一种更简便的方法,那就是按摩听闻穴。中指的指尖是心包经的井穴,与心相关,而耳朵眼与肾相关。长期坚持按摩听闻穴,可以促进心肾相交,使水火相济,既能保护心脏,又能补充逐渐流失的肾气。尤其是对于上了年纪的老年人来说,长期坚持不仅可以填精益肾、保持听力,还具有降血压的功效。

按摩听闻穴的方法是: 将两只手的中指尖轻轻插入耳朵孔内,然后缓慢、轻柔地在里面转动,动作就像小虫子蠕动一样,持续转动二三十秒后,突然将手指迅速向外拔出,如此反复操作5次左右。

在按摩听闻穴的过程中,需要留意一些细节。转动手指时,速度一定要均匀且缓慢,力度要恰到好处,过轻则无法有效刺激穴位,过重则可能会损伤耳部组织。初次尝试者,可先从每次转动10秒开始,身体适应后,再逐步增加时长。在拔出手指时，动作要果断干脆，但也要避免过于猛烈地拉扯耳部。

生活作息上，规律的起居至关重要。夜晚11点至凌晨1点是胆经当令，此时若能进入深度睡眠状态，有助于阳气的生发和气血的滋养，对心肾的调和也有积极作用。长期熬夜会打乱身体正常的生物钟，损耗心肾之气血，影响心肾相交的功能。所以，养成早睡早起的良好习惯，配合按摩听闻穴以及合理饮食，多管齐下，能更有效地实现心肾相交，维护身体的健康状态，让我们的身体时刻保持在一个良好的运行轨道上，远离因心肾失调而产生的各类健康隐患。

"耳聪目明"常常被人们用来形容一个人头脑机灵、聪慧过人。实际上，这不仅仅代表着一种良好的生理状态，从某种意义上来说，也是一种智慧的体现。在人生的漫长旅途中，我们会经历无数的事情。倘若在遇到事情时，能够暂时做到"耳聋"，不过度纠结琐碎小事，或许这一生，我们就再也不会受到真正的耳聋困扰了。

神经衰弱，耳穴贴压疗法

当人体的心、肝、肾、脾等脏腑功能出现失调，加之压力过大、思虑过度时，脾脏和肝脏会首当其冲。脾脏的运化功能一旦减弱，其他脏腑便难以获得充足的营养滋养，进而引发气虚，心气虚、肾气虚等问题往往由

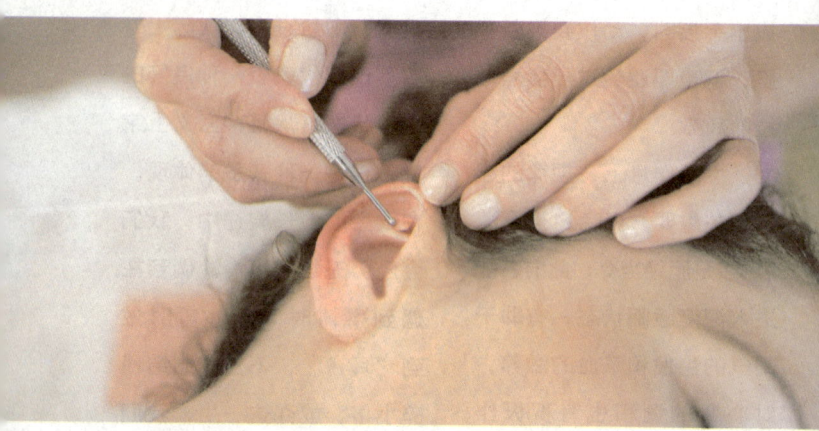

此而生。

耳穴疗法是一种不错的选择,它不仅不会占用太多时间,还能自行操作,并且不易被他人察觉。

具体操作是在耳朵上选取神门、枕、皮质下、心、肾等反射区作为主穴,再加上肝、胆、脾反射区等配穴。先对耳朵进行常规消毒,然后将粘有王不留行籽的耳贴贴在这些穴位上,两只耳朵交替进行贴压,每天自行按压3至5次,每个穴位按压3至5分钟。按压时,稍有痛感属于正常现象,以按压到耳朵出现麻胀、发热的感觉为佳。每3至4天更换一次耳贴,换另一侧耳朵,10次为一个疗程,大约一个月便可初见成效。

心慌、头晕,按摩劳宫穴

《黄帝内经·灵枢·邪客》中提到:"心者,

第二章　心藏神：元神归心，神志安宁

五脏六腑之大主也，精神之所舍也，其脏坚固，邪弗能容也。……故诸邪之在于心者，皆在于心之包络。"这表明心有心包络护卫于外，因而外邪不能侵入伤害。在心包经上有一个重要的穴位——劳宫穴，有人形象地将劳宫穴称为心脏休息的宫殿，这一说法精准地概括了其功能特点。人在忙碌工作一天后，最渴望的便是回家好好休息。心脏同样如此，它日夜不停地推动血液流动，时间一长也会感到疲惫，此时就需要得到充分的休息。正因如此，古代医家一直将劳宫穴的主治病症聚焦于神志病以及与心脏相关的疾病，它是临床治疗神志疾病时常用且特别有效的穴位。

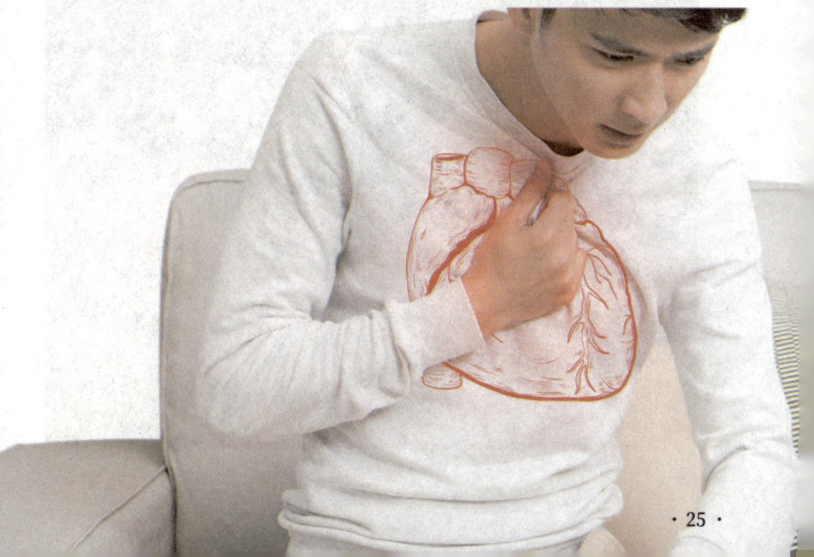

劳宫穴的位置很容易确定，它位于手心。当我们握拳时，中指尖所指向的地方就是劳宫穴。心包经的活跃时间是19点至21点，也就是通常所说的电视黄金时段。在这个时间段，最好暂停所有工作，与家人一同观看电视，并且在观看的同时按摩劳宫穴，每次刺激10分钟效果最佳。倘若用手按摩感到劳累，也可以选择一个钝头的硬物，如筷子、笔头来辅助按摩，但要注意避免伤到自己的手。如果在这个时间段实在抽不出时间，在其他时间进行按摩同样会有一定效果，只是效果可能会打些折扣。对于症状较轻的患者，坚持按摩劳宫穴两个月左右，就能够看到明显的效果。

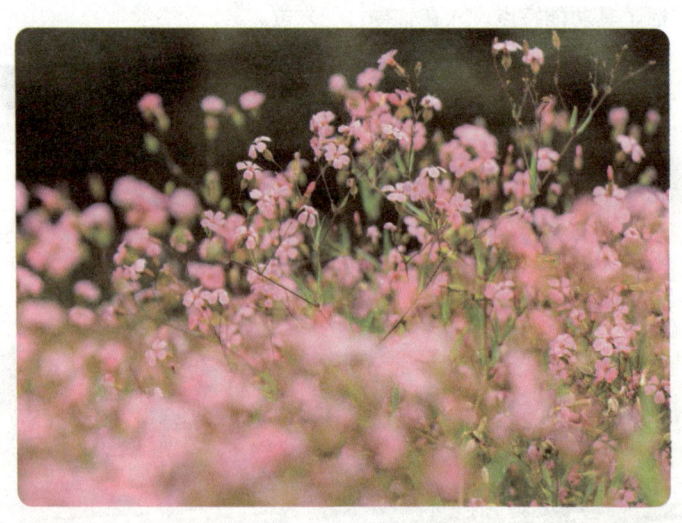

第三章
肝藏魂：肝是身体与心情的瞭望台

头晕症状多源于肝

中医理论中素有"肝藏血"之说，而女性在生理方面存在一些特殊性，使其成为缺血的高发群体。由于经期失血、怀孕时对血液需求的增加以及分娩过程中的失血等因素，女性的肝脏往往难以得到良好的滋养与维护。

此外，从整体情况来看，现代人的生活模式对肝脏健康极为不利。诸如长时间使用电脑、过度饮酒、长期久坐不动以及承受巨大压力等因素，都成为损害肝脏的主要原因。那么，究竟怎样才能有效地保护我们的肝

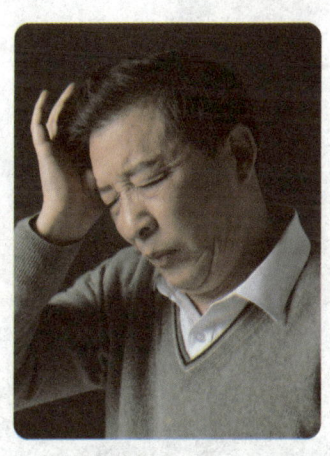

脏呢？以下是一些实用的养肝方法：

1.神志养肝。依据中医理论，"肝在志为怒"，也就是说肝脏的功能状态与情绪中的愤怒密切相关。因此，调节自身的精神状态，及时化解心中的不良情绪，始终保持愉悦的心情，是养肝保健的最佳方式。

2.顺时养肝。在中医的五行学说中，肝属木，其特性是"喜条达而恶抑郁"，并且"肝与春气相应"。这意味着肝脏的生理功能与自然界春季的生长之气相呼应。

3.穴位养肝。通过按摩特定的穴位，可以充足气血，从而达到养肝的目的。

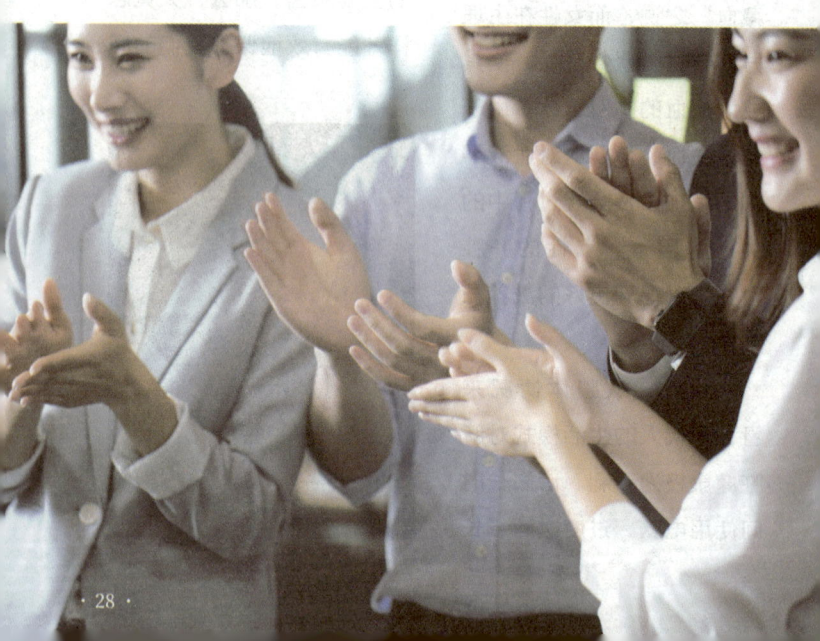

第三章　肝藏魂：肝是身体与心情的瞭望台

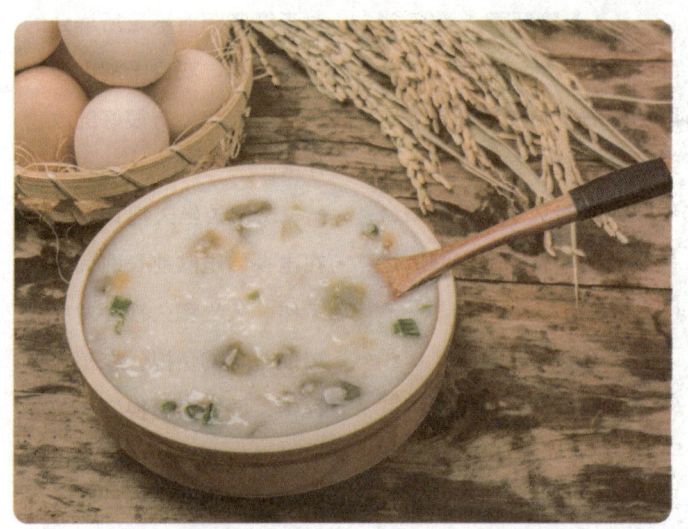

（1）揉中封穴：用左手的拇指按压右脚的中封穴（该穴位位于内踝前1寸处），先向左揉动20次，再向右揉动20次；然后换用右手按压左脚的中封穴，操作手法与之前相同。

（2）按揉行间穴：用左手拇指按压右足行间穴（位于足背侧，第一、二趾间，趾蹼缘的后方赤白肉际处），左揉20次，右揉20次；然后用右手按压左足行间穴。

4.饮食养肝。中医认为，肝脏是一个多气多血的脏腑，充足且丰富的营养物质是维持肝脏正常生理功能和健康状态的关键条件。其中，丰富的蛋白质和维生素是肝细胞正常运作所必需的营养成分。以下为两款养肝的食疗粥方：

（1）猪肝粥。准备猪肝50克，粳米100克。将猪肝切碎后，与粳米一同煮成粥。这款粥具有益气生血、养肝补虚的功效，特别适合身体虚弱或者患有慢性肝炎的人群食用。

（2）胡萝卜猪肝粳米粥。准备猪肝100克，胡萝卜100克，粳米100克。把胡萝卜和猪肝切碎后，加入粳米一起煮成稀粥服用。此粥能够补益肝肾、养血明目，对于肝肾阴血不足所导致的视物昏花、双目干涩以及夜盲症等症状，有很好的改善作用。

5.勿久坐久视：应避免在电视、电脑前长时间持续工作。久坐和久视会对肝脏造成一定的负担。在工作过程中，要适时更换姿势，还可以进行适当的按摩，以缓解身体的疲劳，减轻肝脏的压力，保护肝脏的健康。

鼻出血的应对妙方

在中医理论中，多种因素都可能引发鼻出血，诸如肺经热盛、胃火炽盛、肝火犯肺、肝肾阴虚以及脾不统血等。人因大怒而鼻出血通常是肝火上逆所导致的。此时，除了采用敷湿毛巾这种应急方法外，还可通过按摩

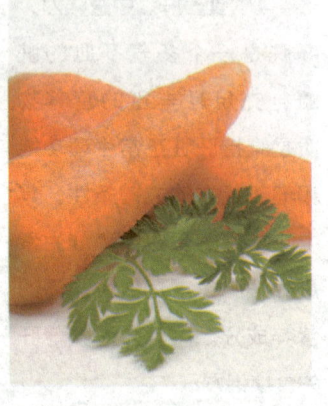

第三章　肝藏魂：肝是身体与心情的瞭望台

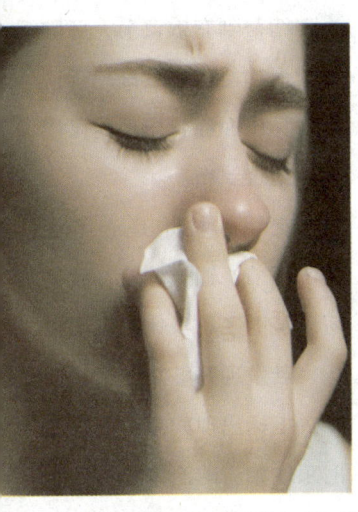

太冲穴来泻除肝火。

中医认为，郁闷和发怒这类情绪都极易对肝脏造成损伤，正所谓"郁怒伤肝"。肝脏在人体中主司疏泄功能，一旦肝脏受损，人体调节情绪的能力便会随之下降，使得悲伤的人更加悲伤，愤怒的人愈发愤怒，如此恶性循环下去，对身体的危害会愈发严重。

若想从根本上杜绝鼻出血症状的出现，关键在于清肝泻火，使肝脏的疏泄功能得以恢复。在药物治疗方面，龙胆泻肝汤和栀子清肝汤都是较为理想的选择。此外，夏桑菊冲剂配合按摩太冲穴也是不错的调理方法。太冲穴位于足背第一、第二跖骨间，跖骨结合部前方凹陷中，或触及动脉波动处。它是一个能够有效引导肝火下行的重要穴位。夏桑菊冲剂作为一种清凉饮料，其主要成分是夏枯草、野菊花和桑叶，均具有出色的清肝明目、疏风散热的功效。对于那些平时火气较大，经常感到头晕眼痛，或者体质偏向阴虚火旺的人来说，用其泡茶饮用是个不错的选择。

情绪管理对于改善肝火

旺盛也极为重要。长期处于焦虑、烦躁、抑郁等不良情绪中,会进一步扰乱肝脏的疏泄功能,导致肝火愈发旺盛。因此,要学会通过各种方式舒缓情绪,比如练习瑜伽,在优美的动作和舒缓的呼吸中放松身心;也可以进行冥想,在安静的环境中放空思绪,让内心恢复平静。当情绪得到有效调节,肝脏的疏泄功能也会逐渐趋于正常,鼻出血症状出现的可能性自然就会降低。

定期体检也是必不可少的环节。通过体检,我们可以及时了解身体的各项指标,若发现肝脏功能或其他相关指标出现异常,能够及时采取相应的治疗措施,避

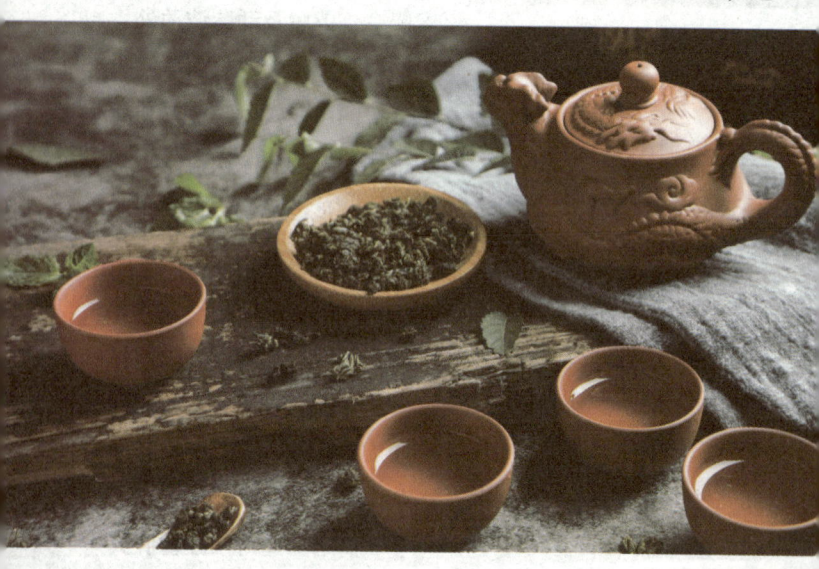

免病情的进一步发展。同时，要养成良好的生活习惯，保证充足的睡眠，避免过度劳累，让身体有足够的时间进行自我修复和调整。通过药物调理、饮食改善、情绪管理、定期体检以及养成良好生活习惯的等多方面综合施策，才能从根本上杜绝鼻出血症状的出现，维护身体的健康状态。

实际上，所有的外用治疗方法都需建立在个人主观情绪调节的基础之上。倘若心中的郁结无法解开，肝气就会时常在心中郁积，即便使用再强效的外用药，又怎能解开这如"心锁"般郁结的情绪呢？人生的道路上，总会经历低谷与高潮。在处于高潮时，应学会收敛心气，避免心气上浮；在陷入低谷时，也要保持坦然的心态，从容应对。只有做到这一点，心气才不会上涌，肝火也不会上炎，身体才能保持健康，引领我们平稳地迈向人生的坦途。

泻肝火，喝猪肺汤

说起因肝火过旺而引发的咳嗽，想必大家都不陌生。

对于因肝火犯肺而咳嗽的患者，有一道汤是绝佳的食疗选择，那就是栀杏桑白

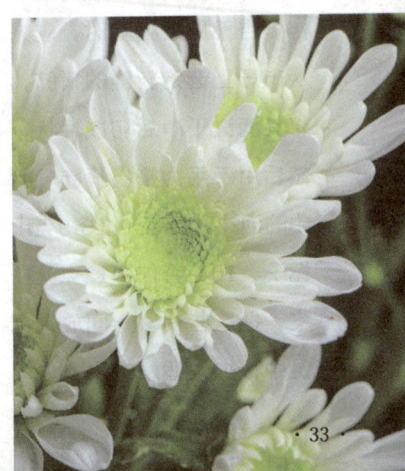

·调体补气养五脏·

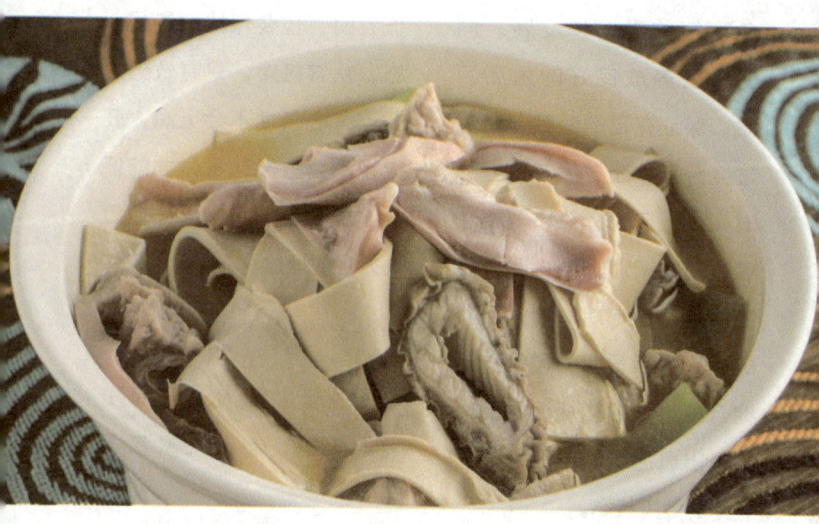

煲猪肺。依据中医"吃啥补啥"的理念,猪肺对人体肺脏有着很好的滋补作用。制作栀杏桑白煲猪肺时,应先从市场上选购新鲜的猪肺,将其清洗干净后切成片状,然后用手用力挤出猪肺气管中的泡沫。接着,准备9克山栀子、10克杏仁和12克桑白皮,把这些食材一同放入瓦煲中,加入适量的水,先用武火煮开,再转小火慢慢煲至食材熟透,汤就完成了。这道汤既可以用来缓解咳嗽,也能当作餐桌上的一道美味菜肴。

为了让这道栀杏桑白煲猪肺发挥出更好的功效,在食材选择和烹饪细节上还有一些要点值得关注。挑选食材时,要选颜色呈淡红色、表面富有光泽且无异味的猪肺,这样的猪肺较为新鲜,品质更佳。清洗猪肺是一个关键步骤,可将猪肺的气管套在水龙头上,让水灌入猪肺内部,反复冲洗直至流出的水变清澈,如此能有效去除猪肺内的血水和杂质,减少异味。

山栀子在这道汤中起着清肝泻火的重要作用,其性苦寒,能有效清降肝火,减轻肝火对肺脏的侵扰。杏仁有止咳平喘、润肠通便的功效,有助于缓解咳嗽症状。桑白皮可泻肺平喘、利水消肿,对肺热咳嗽有很好的疗效。这几味药材相互搭配,与猪肺一起煲汤,相辅相成,能够共同发挥出清肝润肺、止咳平喘的作用。

其实,无论咳嗽是由何种原因引起的,归根结底,都是因为我们对自己的身体缺乏足够的关爱。我们看到他人情绪低落时,还懂得给予安慰,可当自己情绪不佳时,却任由负面情绪肆意发展,不加控制。如果想要摆脱这些小毛病的困扰,最根本、最简单的方法并非四处寻医问药,而是要回归内心,修养身心,不让自己被不良情绪所左右,成为一

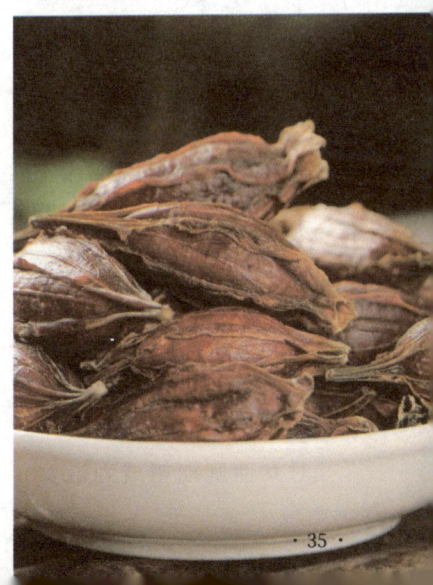

个能够掌控自己情绪和生活的人。

女性护肝与酸味食品

中医认为"女子以肝为本",其中一个重要原因就是"肝藏血",而女性又最容易失血。所以,一旦肝功能受损,必然会引发血液方面的疾病。而且肝脏主司情志,当情志不畅、过度郁闷或愤怒时,肝经的气血运行就可能发生紊乱,从而引发各种疾病。

我们都知道,中医一直强调女性要调理月经,但更为关键的一点却常常被忽视,那就是女性需要调节情志,避免情绪过于激动。中国传统文化非常注重修身养性,对男性倡导成为君子,对女性则期望成为淑女,从琴棋书画到刺绣女红,这些活动无一不是让人平息情绪、舒缓心灵烦躁的好方式。如今的女性,肩负着更重的责任,承受着更大的心理压力,然而能够用来排解情绪的途径却少之又少。

有一个简单有效的养肝方法,那就是适当多吃一些酸味食物。大家都知道孕妇大多喜欢吃酸,这是因为酸味食物具有益肝养胃、生津止渴的功效。肝火旺盛的女性不妨在办公室备上一瓶梅子,每天吃几颗,既能满足口腹之欲,又能滋养肝脏,促进脾胃消化,还能帮助保持平和的心境和愉快的心情。当然,食用时也要注意适量,不能贪吃。正如明代高濂所撰写的养生专著《遵生八笺》中所说:"增酸养肝,

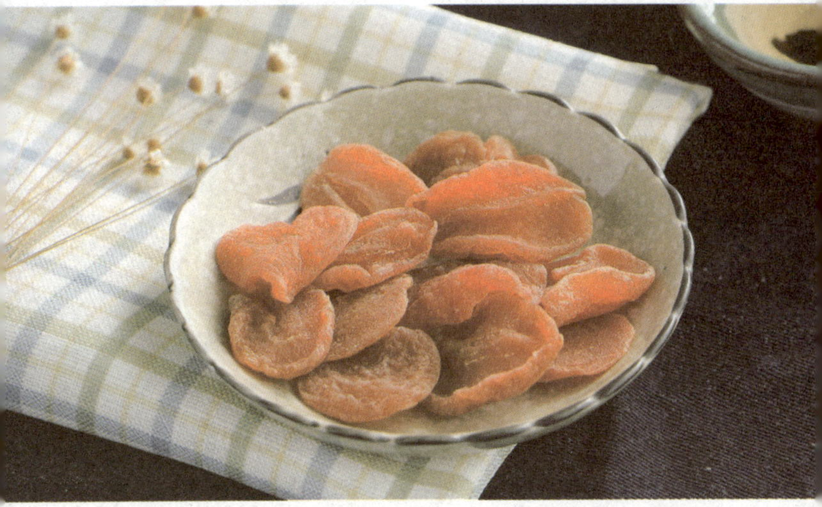

第三章　肝藏魂：肝是身体与心情的瞭望台

勿令极饱，勿令壅塞。"养生和养性一样，都要把握好度，不能走向极端。

肝脏的特性是喜欢舒畅、通达的状态，最忌讳抑郁。所以在运动选择上，不妨顺应肝脏的喜好，进行一些伸展性的运动，这样不仅可以拉伸韧带，还能达到养肝养性的目的。

疏理肝气，远离乳腺增生

乳腺小叶增生已成为当下众多女性常患的疾病之一。中医对该病症有诸多记载，认为其成因是肝脏疏泄功能失常，冲任二脉失调，致使气血运行受阻，进而出现气滞血瘀、痰凝结聚。在古代，这种病症被称作"乳

·调体补气养五脏·

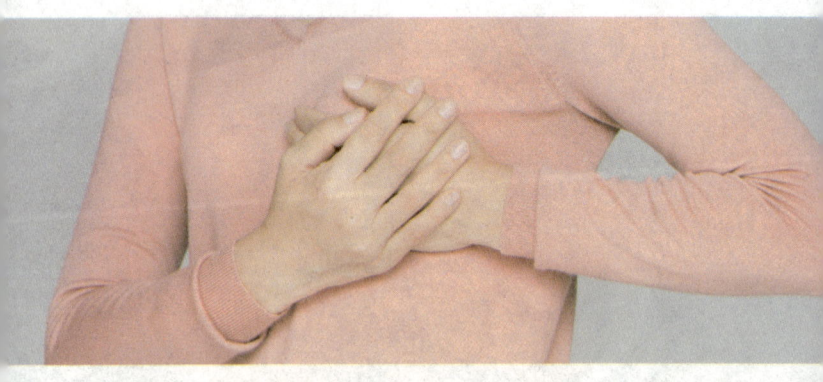

癖",属于女性的常见病症范畴。所以,女性若想避免乳房遭受病痛折磨,关键在于放宽心胸,不要因琐事而纠结。

在药物、针灸、按摩等治疗方法中,按摩相对而言最为安全有效。而且,患者一旦掌握了按摩方法,还能将其作为日常保健措施,在家自行操作,相较于其他方法,更加安全便捷。

没有患上乳腺增生等疾病的女性朋友也不能掉以轻心。仔细回想一下,每个月生理期那几天,是否有过乳房胀痛的感觉?根据临床经验,很少有女性没有这种情况。只是她们大多数人觉得短暂的胀痛能够忍受,便没有引起重视。实际上,这就是肝气郁结、乳房经络不通畅的表现。还有一些女性朋友在月子期间出现了奶水分泌不足的情况,若任其发展,很可能会演变成乳腺增生和乳房肿块。所以,只要出现了上述现象,就不能疏忽大意，应及时通过各种方法疏通经络，之前提到的耳贴疗法就是一种较为安全简便的选择。

高血压老年人最好的"降压药"：掩耳旋头平气法

中医有诸多关于"怒"与"肝"关系的论述，如"怒伤肝阴""暴怒伤肝""怒则气上"等，清晰地阐述了愤怒对肝脏的不良影响。发怒会使人体中原本正常运行的气机发生逆转和紊乱，破坏身体的正常秩序。这就如同在车水马龙且秩序井然的马路上，突然出现一辆横冲直撞的车子，必然会导致整个交通秩序陷入混乱。

在此，为大家推荐一种"掩耳旋头平气法"，它操作简单，只需在闲暇时间即可进行。具体方法如下：

首先，找一个安静的地方坐下来，深呼吸，让自己的心情逐渐平静。接着，憋住一口气，同时用双手捂住耳朵。然后，将头部缓慢地向前垂下，之后再缓缓抬起并向后仰。在这个过程中，要集中意念，把气息慢慢引到丹田。如此反复进行5到7个回合，不仅可以平息体内的风邪，还能有效缓解老年人因高血压等原因导致的眩

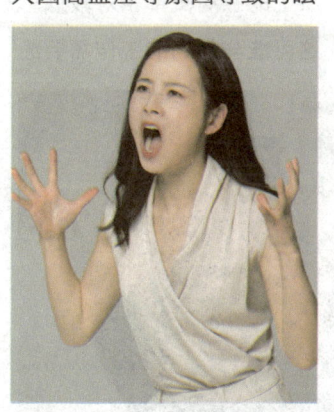

晕症状。

这种看似简单的方法，实则是道教养生家们传承下来的，对于防治中风和脑血管疾病具有一定的效果。通过意念引导气息进入丹田，以及头部的前俯后仰动作，能够起到平熄肝火的作用，使心气收敛，肝阳下降。虽然这是中国古代流传下来的方法，但其科学性也不断得到验证。据调查发现，在50岁以后的脑卒中患者中，油漆工的患病概率相对较低，这可能与他们的工作需要经常上下左右晃动脑袋有关。

此外，在动物界也存在类似现象，那些头部转动幅度能够达到360°的鱼类和鸟类，其寿命往往较长。因此，业内人士建议50岁以上的中老年人时常进行一些头低位运动，这样有助于预防脑血管老化，降低高血压和中风的风险。在日常生活中，我们可以多转动脑袋、活动脖子、适当低头，这些简单的动作不仅能让自己静下心来，还能使心气收敛，肝阳下降，对防治高血压有一定的帮助。

除了上述的"掩耳旋头平气法"和简单的头颈部动作外，我们还可以结合一些传统的养生运动来进一步平息肝火、调养身心。比如太极拳，其动作舒缓、圆活连

第三章　肝藏魂：肝是身体与心情的瞭望台

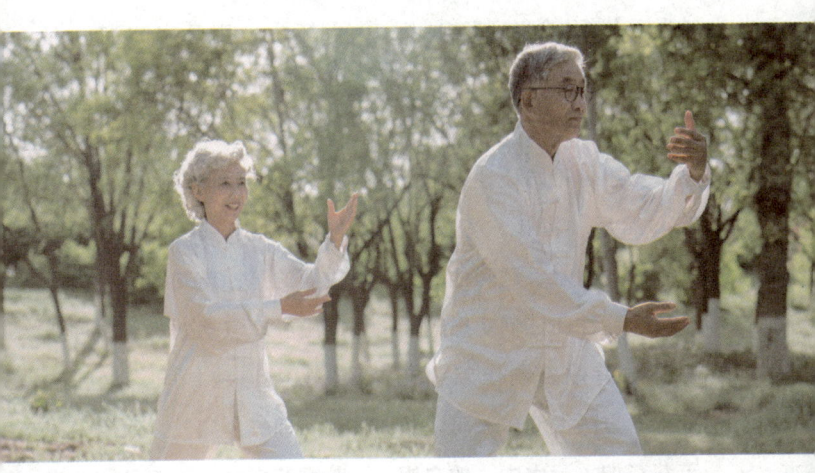

贯，在练习的过程中，配合呼吸和意念，能够使全身气机顺畅流通。打太极拳不仅能锻炼肢体的协调性，还能让人们在专注动作的过程中忘却烦恼，达到平心静气的效果，进而减少因情绪波动引发的肝火上升。每次练习以30分钟到1小时为宜，可根据自身身体状况调整运动强度。

气得吃不下饭，按压足三里穴和阴陵泉穴

生活中，许多人都有过这样的体验：在饭桌上与人发生争吵后，会立刻扔下筷子，愤然转身离开，并抛下一句"不吃了"，随后躲到一旁生气。正如本书开篇所提到的，"百病生于气"，气的异常变化会导致身体和情绪出现各种问题，甚至连吃饭这件在老百姓眼中至关重要

的生活大事也会受到影响。

所以,当身边有人因为生气而不想吃饭时,先不要急于安慰,不妨让他先静一静。然后,沏上一杯浓浓的茉莉花糖水,送到他的身边,这往往比任何劝慰的话语都更有效。制作茉莉花糖水的方法很简单,可以将茉莉花加入清水中,放在锅中煮沸;也可以把茉莉花放入杯中,用开水冲泡。泡好后,加入适量白糖,一杯香浓的茉莉花糖水就做好了。一杯看似普通的茶,却能很好地安抚人的情绪。更重要的是,茉莉花具有出色的疏肝理气功效。《饮片新参》中记载其能"平肝解郁,理气止痛"。饮用一杯茉莉花糖水,不仅是一种生活享受,更是对身体的一种

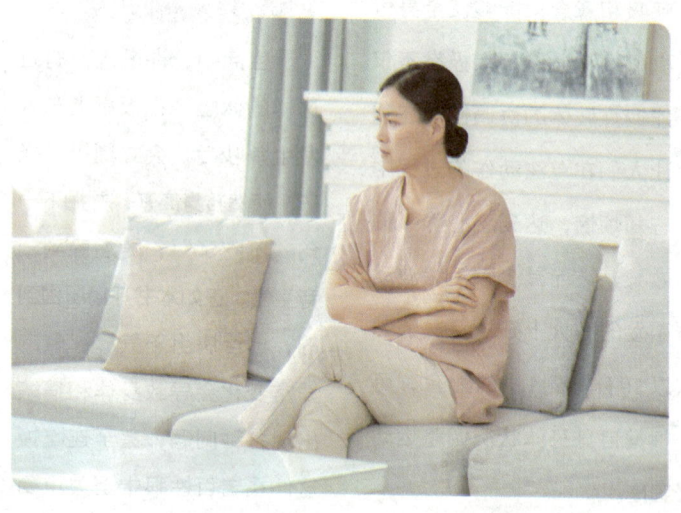

第三章　肝藏魂：肝是身体与心情的瞭望台

呵护。对于那些喜欢生闷气的女性来说，完全可以用茉莉花糖水来替代咖啡等刺激性饮料，这样不仅对身体有益，还能彰显女性的淡雅之美。需要注意的是，白糖不宜放得过多，否则会影响茉莉花的功效。

当然，茉莉花糖水只能起到舒缓情绪、疏理肝气的作用。若要从根本上顺气，恢复脾胃的正常功能才是关键。我们在饮用茉莉花糖水时，最好配合以下按摩方法：在膝盖附近找到足三里和阴陵泉这两个穴位，分别用大拇指在这两个穴位上各按摩5分钟。如果觉得用手指按摩费力，也可以随手找一个圆柱状的小物件，比如圆

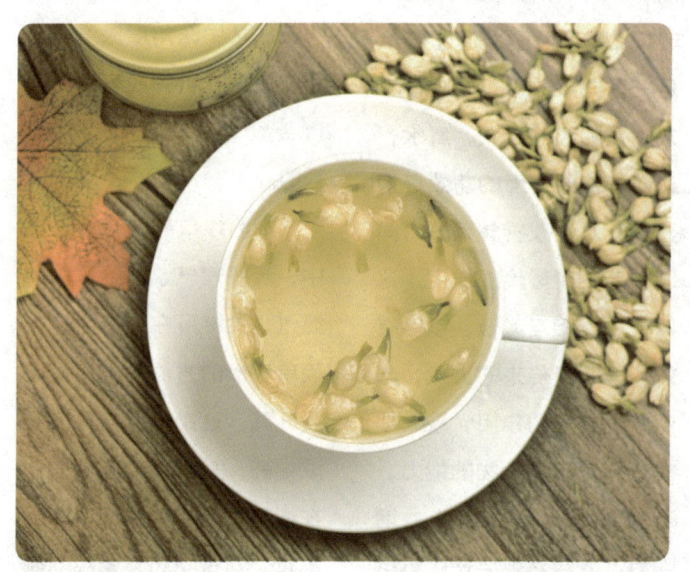

珠笔尾部或者筷子的圆头，来辅助按摩，以减轻手指的负担。

很多人都知道，足三里穴是调养脾胃、补充后天之本的绝佳穴位，却不知道按摩它还能消食导滞，对于因肝火导致的脾胃运化无力也有很好的调节作用。可以说，几乎所有与脾胃相关的问题，都可以通过按摩足三里穴来改善。而阴陵泉穴则是脾经的合穴，属水，在健脾祛湿方面的功效极为显著，对于改善脾系统的问题有着不可替代的作用。这两个穴位相互配合，能够有效疏导肝经传来的火气，起到健脾益气的作用，极大地提升脾胃运化食物的能力。当脾胃消化食物的能力增强后，人自然就会产生饥饿感，此时再进食，食物会变得更加美味，营养也能更好地被吸收。

口苦原来是你的肝在"受苦"

通常而言，正常状态下的口腔会给人清爽舒适的感觉。然而，有些人却会时不时地出现口苦或者口甜的情况。从中医角度来看，口甜往往意味着脾经有热，而口苦则大多是肝经有热导致的。

在治疗口苦的诸多方法中，疏肝理气、清除体内的热气是关键所在，其中较为简单直接的方法是服用龙胆泻肝丸。这是一种常见的现成中药，其具体的服用方法在说明书上都有详细说明。不过，通过吃药来解决问题

第三章　肝藏魂：肝是身体与心情的瞭望台

也不见得是最好的方法，因为肝脏本身就处于有热且气行不畅的状态，此时再让肝脏额外承担药物的排毒任务，就如同拆东墙补西墙，可能会加重肝脏的负担。所以，如果口苦的问题不是特别严重，可以考虑每天饮用几碗甘菊花醪酒。

在中医的养生理念中，特定的发音也有助于调节身体机能。比如，发"嘘"字音可以起到平抑肝气的作用，发"吹"字音则能够补肾水。肝火内生的一个重要原因是肾水不足，无法滋养肝木，也就是所谓的"水不涵木"，从而导致火气上炎。因此，肝脏功能不好的人，一定要留意检查一下肾

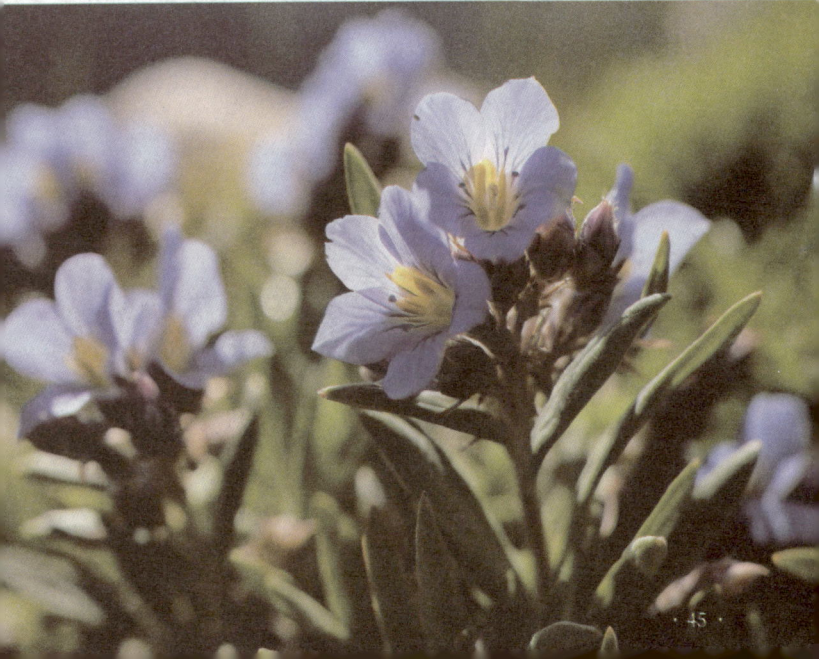

脏的健康状况。

"双肘相叩疏肝利胆法"：保护肝，也保护你的两肋

当面对肝火上炎所引发的肋痛时，有一套简便易行的按摩操能够有显著的功效，那便是"双肘相叩疏肝利胆法"。这套按摩操是专门针对肝胆方面的问题而设计的，对于那些时常生气、发怒，或者长期处于郁闷、压抑情绪状态的人而言，时不时地练习这套小操，在疏通肝气方面的效果极佳。

中医理论中存在五行相生相克的原理，这意味着人体的任何一个脏腑出现问题，既有可能是受到其他脏腑的影响，也有可能会牵连其他脏腑。所以在进行穴位

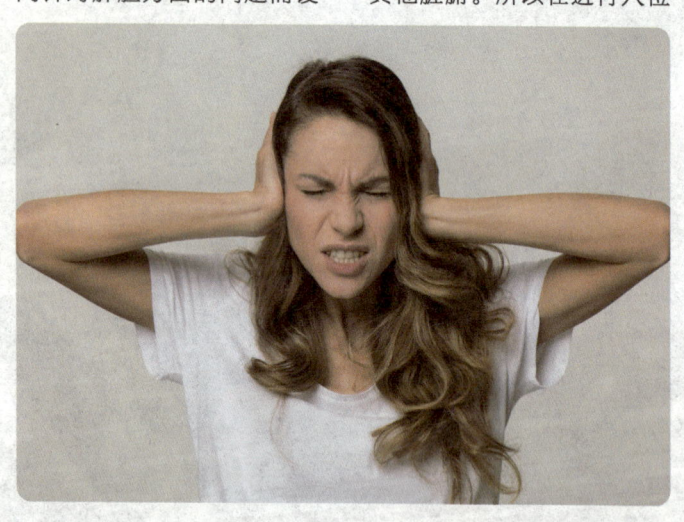

第三章　肝藏魂：肝是身体与心情的瞭望台

按摩时，除了对具有特殊功效的个别穴位进行按摩之外，通常还需要将多个穴位结合起来使用。

在这些穴位中，章门穴有着特殊的意义，它堪称肝经的门户。也就是说，当肝经出现火气上炎、肝风上亢的情况时，章门穴能够起到拦截的作用。正因如此，那些肝火上炎、肝气郁滞的人常常会感觉到章门穴所在部位的疼痛。京门穴是胆经上的气穴，它还有气府、气俞等别名，从名称上便能看出它在宽胸理气方面有着重要作用。大包穴属于脾经上的穴位，被称作"脾之大络"，对于散布脾经的精气功效显著。人体对食物的运化以及四肢、肌肉的正常功能，都依赖于脾的作用。由于存在"肝木克脾土"的关系，按摩大包穴能够有效地将肝经上的火气散发出去。

肝经在人体中是主司情志的经络，同时也是最容易受到损伤的经络。"双肘相叩疏肝利胆法"的具体操作步骤如下：

首先，进行深呼吸，让全身彻底放松下来，然后可以选择坐好或者站好（确保周围没有障碍物）。接着，将双臂的肘关节屈曲，使大小臂间形成大约45°的角度。随后，把两肘向两侧上方抬起（老年人如果体力不支，可以适当降低抬起的高度；而体力较好的人，则可以适当抬高一些，根据自身的身体状况进行合理调整）。之后，让两肘同时向内叩击，用肘尖叩击两肋部位，叩击的力度由轻逐渐加重，保持速度和用力平稳，最好能带有一定的节律。反复进行叩击，次数大约为20次。在叩击过程中，要重点叩击章门穴、京门穴、大包穴等穴位。由于大包穴位于腋下，若肘部不方便叩击，那么在叩击完章门穴、京门穴之后，可以用拳头轻轻地敲打大包穴。

抑郁的时候，吃玫瑰枣膏

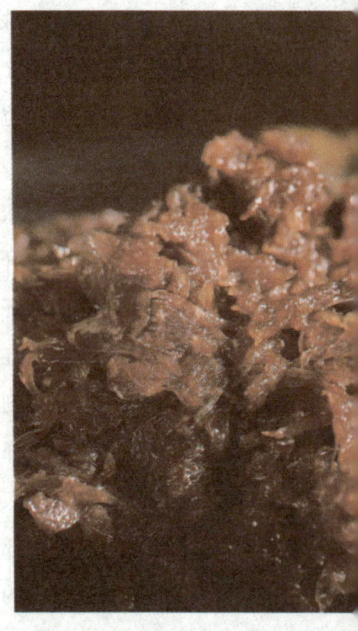

在中医领域，对于治疗由肝气郁结引发的抑郁症状，有一款名为四逆散的中成药备受推崇。四逆散源自医圣张仲景所著的《伤寒论》，自古以来就被视作疏肝解郁、调和肝脾的经典方剂。

对于那些赋闲在家的老年人而言，还有一道家常美食同样具有不错的功效。在闲暇时光制作并享用这道美食，不仅能够排解老年人独自在家时的郁闷情绪，还可以起到疏理肝气的作用，同时也能让家人们食欲大增，可谓是集多种益处于一身，这道美食就是玫瑰枣膏。

第三章　肝藏魂：肝是身体与心情的瞭望台

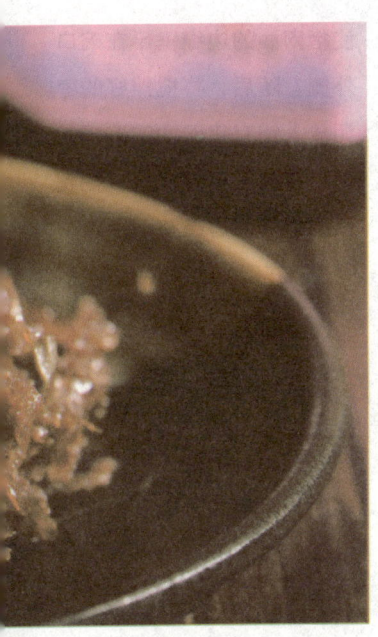

玫瑰枣膏的制作原料包括：150克红枣、120克生猪板油、60克荸荠、30克核桃仁、6克玫瑰、2只鸡蛋、90克红薯、160克猪网油、15克瓜片、100克白糖以及1张湿棉纸。其具体制作步骤如下：

1.将红枣烤制，待其熟透后，取出里面的枣肉备用（如果觉得麻烦，也可以直接去超市购买现成的枣泥）。

2.把核桃仁放入沸水中浸泡，之后去除外皮，再放入油锅中炸至金黄后捞出。

3.去除生猪油的筋膜，然后将其与枣肉分别剁成泥状。同时，将红薯煮熟后去皮，并压成泥状。

4.把核桃仁、荸荠、瓜片分别切成丁状。

5.完成上述准备工作后，将枣泥、猪油和红薯泥一同装入盆中，接着把鸡蛋打散倒入盆内，再加入核桃仁、瓜片、荸荠、白糖以及玫瑰等食材，充分搅拌均匀。

6.把猪网油铺在碗底，

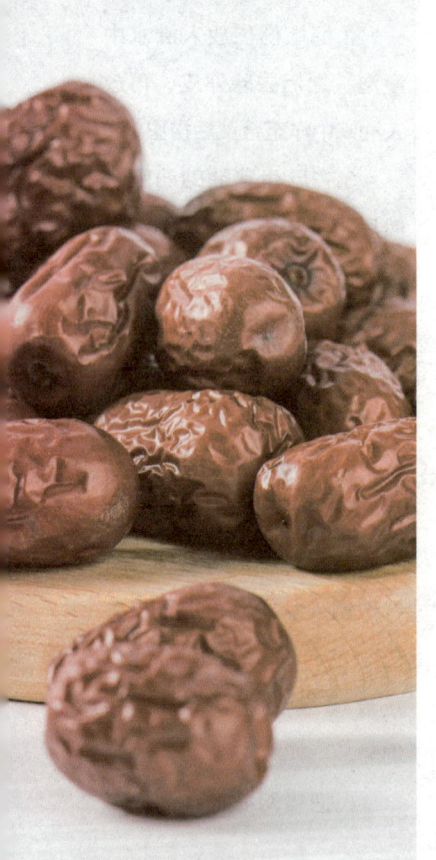

使猪网油的边缘垂吊在碗口外侧。随后,将搅拌好的枣泥放入铺有猪网油的碗内,用手将其压平。接着,把碗口的猪网油边缘整理平整,并覆盖在碗内的枣泥上。

用湿棉纸将碗口密封好,放入蒸笼中蒸制40分钟后取出。将蒸好的玫瑰枣膏倒扣在另一个盘子内,揭去表面的猪网油,撒上白糖,这道美味的玫瑰枣膏就制作完成了。

这道美食不仅外观精美,口感松软香甜,而且在调理脾胃、养肝解郁方面效果显著,对于赋闲在家的老年人来说,是一个极佳的选择。

第四章

肾藏志：聪明与肾气的关系

黑米莲子粥

黑米莲子粥与肾气的关系主要体现在其食材的药用价值和中医理论上。根据中医理论，"黑色入肾"，黑米和莲子均为黑色或深色食材，具有补肾益气的功效。

黑米性平、味甘，归脾、肾经，具有滋阴补肾、益气活血、健脾暖肝等功效。其外皮含有花青素，具有抗衰老的作用。

莲子性平、味甘、涩，归脾、肾、心经，能够益肾固精、健脾止泻。在中医理论中，莲子被认为可以补益肾气，改善肾虚引起的遗精、滑精等症状。

黑米莲子粥结合了黑米和莲子的药用价值，具有滋阴养心、补肾健脾的作用。这种粥适合孕妇、老年人、病后体虚者食用，健康人食

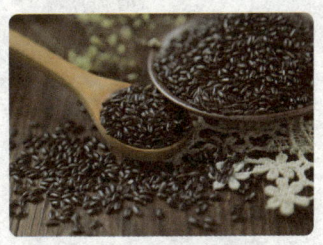

用也可增强体质。

交泰丸

交泰丸是一种传统中药方剂,主要用于调节心肾功能,其与肾气的关系主要体现在以下几个方面。

交泰丸的核心功效是交通心肾。心为阳脏,属火;肾为阴脏,属水。心火亢盛或肾阳不足会导致心肾不交,表现为失眠、心悸、怔忡等症状。交泰丸通过黄连清心火,肉桂温肾阳,使心火下降与肾水上升,从而恢复心肾之间的平衡。

交泰丸中的肉桂具有温补肾阳的作用,能够鼓舞肾气上行,帮助肾阳不足者恢复正常的生理功能。这种调节作用对于改善因肾阳虚引起的失眠、腰膝酸软、畏寒

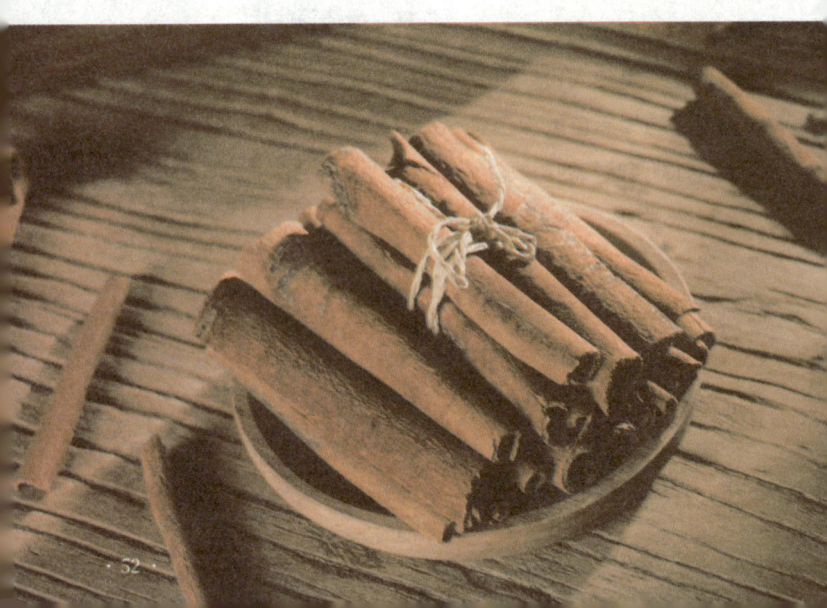

第四章 肾藏志：聪明与肾气的关系

等症状有显著效果。

交泰丸通过交通心肾、安神定志，间接改善肾气的运行。中医认为，肾藏精，主生长、发育和生殖，肾气充足则精气神旺盛。交泰丸通过改善睡眠质量、缓解心神不宁等症状，有助于增强肾气，提升身体的整体机能。

脐下四穴

关元穴、气海穴、足三里穴以及三阴交穴，皆是为人熟知且至关重要的人体穴位。关元穴与气海穴均为任脉上的关键大穴，它们在生发阳气方面功效显著。宋代医学大家窦材在其所著的《扁鹊心书》中曾提及："人至晚年阳气衰，故手足不暖，下元虚惫，动作艰难。盖人有一

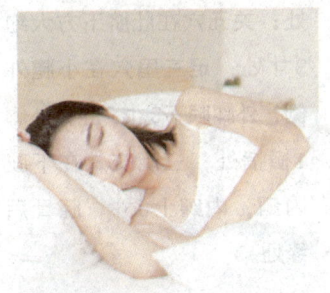

息气在则不死，气者阳所生也，故阳气尽必死。人于无病时，常灸关元、气海、命关、中脘……虽未得长生，亦可保百余年寿矣。"

在此，衷心希望所有女性都能牢记这四个穴位。在闲暇之时，可对它们进行按摩（若自身力量不足，也可让伴侣帮忙）。这有助于保持心气的平和，维持身体健康，让脸色焕发出红润的光彩。这四个穴位的具体位置需要知道：气海穴位于腹部，在肚脐下方大约1.5寸

处；关元穴在肚脐下方大约3寸处；足三里穴在小腿外侧，外膝眼下3寸、胫骨外侧1横指处；三阴交穴在下肢内侧，内踝上3寸、胫骨后缘处。

生气郁闷会引发浮肿

在五行理论中，肾对应水，被称为水脏，它主要负责化气和行水。当人体出现肾气虚、阳气不足的情况时，肾脏就无法正常地将水液进行汽化和蒸腾。这些无法正常代谢的水液在体内四处流窜，最终会引发水肿的症状。

对于浮肿的治疗，关键在于温补肾阳，促进气的运行，从而使水液能够正常代谢。

人们因为某件事情而陷入悲哀、痛苦、担忧等不良情绪中时，没过多久，就可能会发现自己的眼睑出现了肿胀的情况，甚至会因为这种情况而无法出门。从中医的角度来看，出现这种现象，要么是肾阳受到了损伤，要么是肺主气的功能受到了影响，又或者是脾脏受到了伤害，导致水液无法正常运化，甚至出现湿浊在体内停留的情况。这种状况如果持续时间较长,还可能会引发肾炎、腹泻、便秘或者肺部疾病等问题。

一般来说,浮肿最常见的原因还是脾肾阳虚。脾脏的特性是厌恶湿邪而喜欢干燥的环境,水湿之气是它最惧怕的。脾脏一旦受到损伤,就无法为肾脏提供充足的气血滋养,进而导致肾脏也变得虚弱。

所以,对于那些平时喜欢生闷气、总是躲在角落里不活动、性格较为内向的人来说,如果发现自己的身体出现了一些浮肿的症状,可

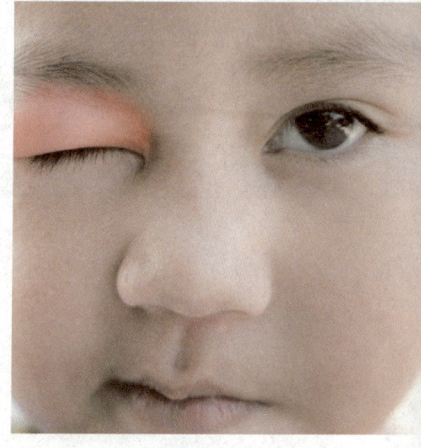

以适当服用一些真武汤、金匮肾气丸等药物,来补充体内的阳气。此外,在日常生活中,也可以用生姜煮水来泡脚,每天坚持泡20分钟左右,这种方法也具有很好的利水和补阳的功效。

第五章

脾藏意：脾是五脏中的"谦谦君子"

"相思病"其实是"脾病"

在中医理论中，"相思病"并非一种现代医学意义上的疾病，而是指因过度思虑而引发的一系列身心症状，如不思饮食、失眠、郁郁寡欢等。根据中医的五脏理论，脾在志为思，过度思虑会伤及脾脏，导致脾不运化水谷，进而影响气血生成，出现食欲不振、气短乏力、失眠多梦等症状。

此外，中医认为心与脾的关系密切，心为君主之官，脾为后天之本，气血生化之源。思虑过度不仅伤脾，还会暗耗心血，导致心脾两虚，具体表现为心悸、失眠、健忘等症状。

因此，"相思病"在中医中被认为与脾的功能失调密切相关，同时也涉及心脾两虚的病理机制。治疗时，中医常采用调理脾胃、益气补血、养心安神的方法，如归脾汤等方剂，以缓解因过度思虑导致的身心不适。

第五章　脾藏意：脾是五脏中的"谦谦君子"

在中医理论体系里，情志与脏腑之间的联系错综复杂，"相思病"所关联的心脾两虚之证便是典型代表。从临床实践来看，这类患者除了表现出诸如心悸、失眠、食欲不振等常见症状外，还常伴有情绪低落、精神萎靡等情志异常状态。随着现代社会生活节奏加快、人际关系日益复杂，因情感问题引发类似"相思病"症状的患者数量呈上升趋势，这也为中医的辨证论治带来了新的挑战与机遇。

现代医学研究也逐渐开始关注到心理因素对生理健康的影响，这与中医心脾相关理论存在一定的契合点。比如，对于长期处于精神压力或过度思虑状态下的人来说，其神经内分泌系统会发

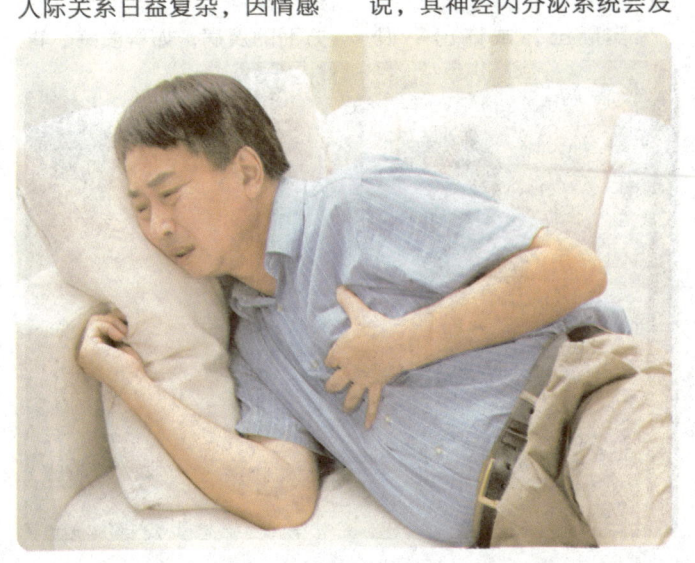

生紊乱,进而影响胃肠道的正常蠕动与消化吸收功能,这与中医所讲的脾失健运表现一致。同时,大脑的神经递质如血清素、多巴胺等分泌失衡,也会导致情绪和睡眠障碍,与中医的心主神明、心失所养理论相呼应。

"饭局"常客不妨多揉揉手心

实际上,或许出乎很多人的意料,某些健康问题与频繁的应酬有着紧密的关联。尤其是在各种单位中担任一定职务的人,常常需要出席各类饭局。大家在饭桌上一边吃喝一边完成工作,表面上看显得轻松愉快,然而事实并非如此。在饭局上处理事务,不仅会让人吃东西时难以品尝出食物的美味,还极易引发多种脾胃方面的疾病,如胃溃疡、胃

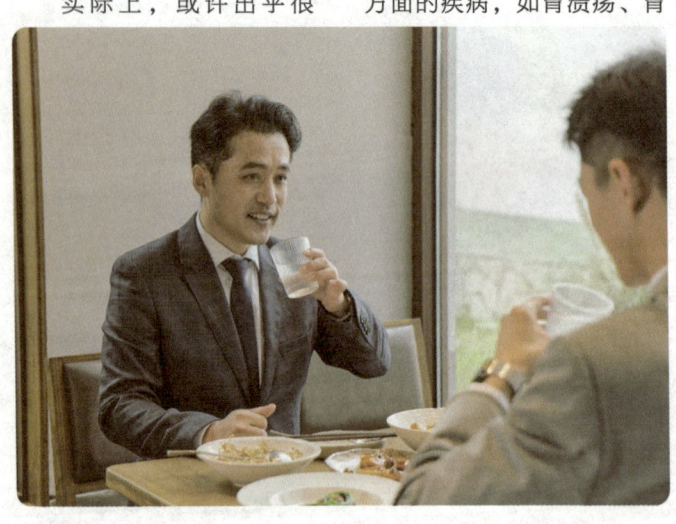

第五章 脾藏意：脾是五脏中的"谦谦君子"

下垂等。这是因为在中医理论中，脾主司运化功能，人进食之后，需要依靠脾来进行消化，此时气血应集中于脾胃，助力消化过程。但要是在这个时候还思考其他事情，气血就不可避免地会分散到脑部，以辅助思考。久而久之，食物无法得到充分的消化，脾胃的正常功能必然会受到不良影响。

我们只要仔细观察就能发现，不仅仅是那些频繁应酬、常参加饭局的人会有这样的情况，还有一些人在吃饭时工作、工作时吃饭，他们脾胃的状况也大多不尽如人意。比如司机，特别是跑长途的司机和出租车司机，他们患胃病的概率会比较高。这是因为他们吃完饭后马上就坐到驾驶座上开始

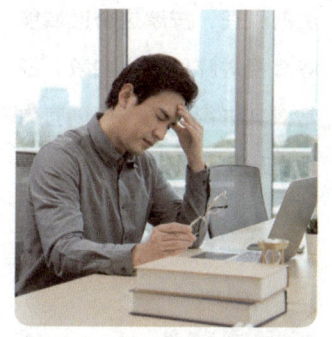

工作，这样一来，气血自然会往头部运行，长此以往，出现健康问题也就不足为奇了。

有一种揉手心的按摩方式，若能坚持一段时间，相信对脾胃功能的改善会有很大帮助。手心处是劳宫穴的位置，劳宫被视为心脏的宫殿。当人总是思考问题时，精神会高度紧张，此时揉揉手心，就如同让心脏回到宫殿中休息，能够起到放松神经的作用。而脾胃大肠区更是关键，依据全息反射区疗

糖尿病的治疗法：益气健脾

长期处于巨大的工作压力之下，人们常常殚精竭虑、绞尽脑汁，这样很容易因思虑过度而伤及脾胃。脾胃在人体中扮演着津液化生与输布枢纽的重要角色，一旦脾胃受损，其运化功能就会出现失常。津液无法向上输送至心肺，肺脏得不到津液的滋养，就会产生口渴想喝水的感觉。正如金代名医李东垣所说："脾气不足，则津液不能升，故口渴欲饮。"

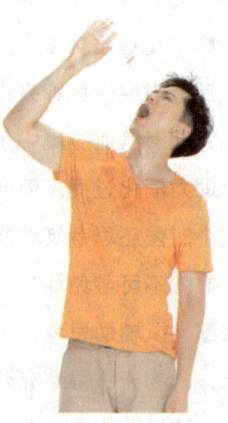

在治疗糖尿病时，除了服用各种降糖药物外，健脾才是真正的治病根本。在治疗该病症方面，名医张仲景的《伤寒论》中有一个非常著名的方剂——人参白虎汤。近代名医张锡纯将此方中的粳米换成淮山药，效果也十分显著。众所周知，食物本身就有调理身体的作用，所以在此为大家推荐一道健脾糕。

制作健脾糕，需先采购

第五章　脾藏意：脾是五脏中的"谦谦君子"

一批食材：党参3克、淮山药3克、莲肉2克、茯苓2克、芡实2克、薏苡仁糯米15克、粳米35克、蜂蜜5毫升。具体做法是怎样的呢？先把糯米、粳米等用小火炒至发黄，然后磨成细粉；其他材料也都磨成粉（可以请药店代劳）。将这些材料放在一起搅拌均匀，接着加入蜂蜜，再调入适量清水，揉成面团后蒸熟，取出切成小块即可。每天早上可以蒸一两块当作早餐，长期食用，会有明显的健脾固肾功效，是辅助治疗糖尿病的一个不错的小方子。

不过，倘若情绪无法调整过来，即便有再好的治疗方法，也难以发挥作用。所以，当心情压抑，或被某件事情困扰而纠结难解时，不妨做几次深呼吸。

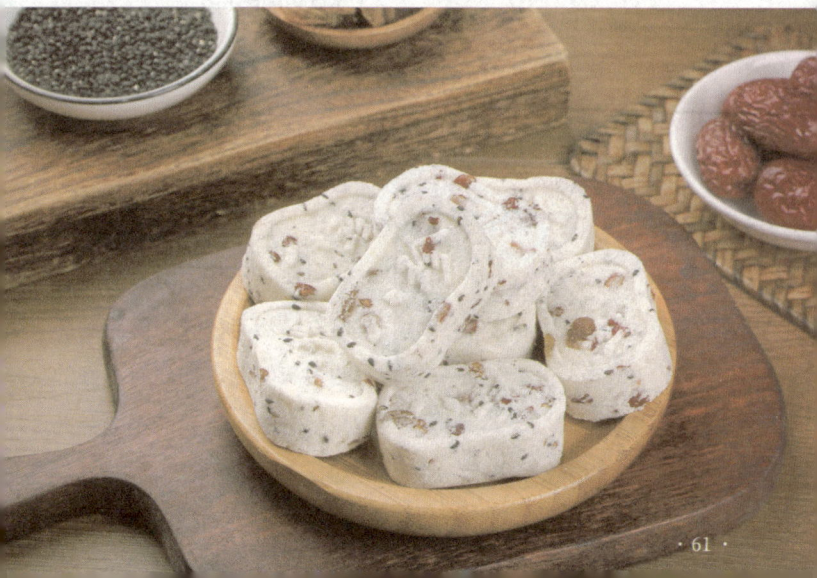

孩子脾胃虚弱,记忆力下降:按摩手心、喝山药粥

记忆力下降其实是脾虚的外在表现。当下,学生们面临着巨大的学习压力,不仅长时间过度用脑,还常常为分数而忧心忡忡。这种担忧的情绪在内心积聚,很容易在不知不觉中损耗脾气,致使脾脏的运化功能逐渐减弱。然而,家长们往往对此并不了解,只是心疼孩子学习辛苦,认为需要给孩子多补充营养,于是便准备了一些滋补的食物。可孩子本就脾胃虚弱,难以消化这些食物,再强行摄入油腻滋补之物,只会让脾胃变得愈发虚弱。

鉴于此,可以多熬煮一些像山药粥这类清淡的小粥,以此来调理脾胃。同时,在课间休息时,不妨使用之前提到的方法——按摩手心,达到放松心情、增强脾胃功能的目的。

胖居然是因为想得太多

提及肥胖这一话题,估计众多肥胖人士都会急切关注,其中绝大多数人都渴望寻得一个行之有效的减肥良方。然而,若不解决肥胖的根源问题,即便有再好的减肥方法,也只能是徒劳无功,无法切中要害。

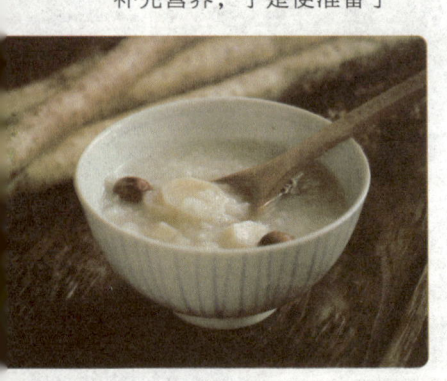

第五章　脾藏意：脾是五脏中的"谦谦君子"

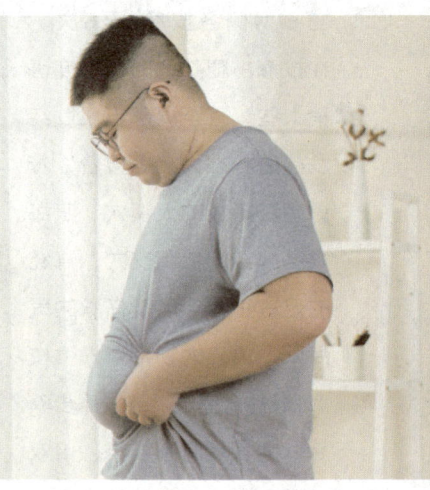

很多人觉得肥胖是饮食过量所致，可事实并非如此。实际上，不少人即便仅仅饮用白开水，体重依旧会增加。这背后的根源是什么呢？答案是脾肾两虚。中医认为，脾承担着运化的重要职责。一旦脾气虚弱，摄入的水谷精微就无法被输送至全身各处，进而堆积起来形成赘肉。由于脾处于中焦位置，因此许多人肥胖的起始部位都是腹部。

为了改善脾肾两虚引发的肥胖，可采取以下措施。每晚睡前，用热水泡脚20分钟。随后准备一瓶橄榄油或其他按摩用油，可以让身边的亲人协助按摩（自己操作也行，只是会比较费力）。按摩从小腿内侧开始，顺着脾经的循行路径向上进行，

· 63 ·

左右两侧各按摩3至5次。在按摩小腿部位时,力度可稍大些,直至局部出现发红发热的状态为止。接着,着重刺激肾经的太溪穴、照海穴,脾经的三阴交穴,胃经的足三里穴,以及任脉的气海穴、关元穴,每个穴位按摩1分钟。完成上述按摩步骤后,翻身呈俯卧姿势,用双手拇指点按背部膀胱经上的脾俞穴、肾俞穴、三焦俞穴等穴位,每个穴位点按1分钟即可。

除了上述睡前泡脚和穴位按摩的方法外,饮食调理同样关键。日常应增加健脾益肾食物的摄入,像山药,它既是食材又是药材,富含多种营养成分,具有健脾益胃、滋肾益精的功效,可清蒸、煲汤或煮粥食用。还有芡实,能补脾止泻、益肾固精,在煮粥时加入适量芡实,坚持长期食用,有助于改善脾肾两虚的状况。同时,要严格避免生冷、油腻、辛辣食物的摄取,这类食物易加重脾胃负担,阻碍脾胃的正常运化,使身体代谢功能紊乱,进而加重肥胖问题。

运动锻炼也是改善脾肾两虚型肥胖不可或缺的一环。太极拳动作柔和、缓慢,能调节呼吸,增强心肺功能,在练习过程中,身体各部位协调配合,可促进气血循环,帮助脾肾更好地发挥作用,建议每天清晨练习30分钟左右。八段锦同样是不错的选择,其功法的每一式动作都对经络和脏腑有着特定的调节功效,长期坚持练习能激发身体阳气,改善脾肾虚弱状态,助力减肥。

治疗小儿厌食症的妙法

孩子吃饭这件事看似简单,之所以变得如此复杂,关键在于父母没能真正了解孩子不爱吃饭的根源。孩子的体质属于稚阴稚阳,脾胃尚未发育完善,较为虚弱。而如今的饮食,有不少油炸或烧烤食品,这样的食物连成年人的脾胃有时都难以适应,更何况是年幼的孩子呢?再加上平日里各种零食的"投喂",就更让孩子对正常的饭菜提不起兴趣了。

从中医角度来讲,情绪方面的问题首先会伤害到肝脏,由于存在"肝木克脾土"的关系,肝脏功能受损,就会牵连到脾胃。脾胃功能不好,自然就会影响人的食欲,导致吃不下东西。

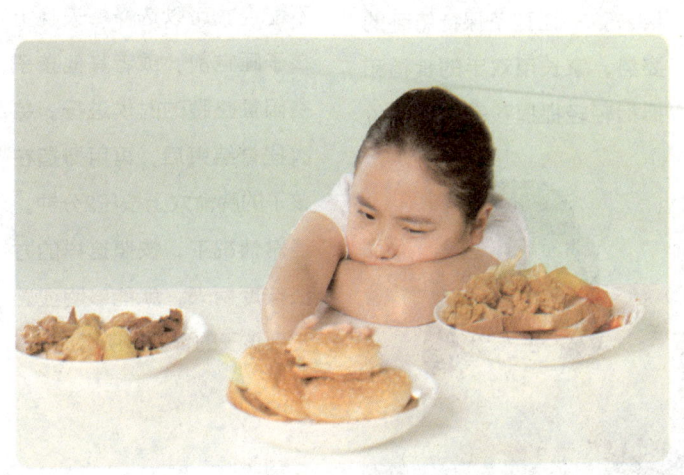

所以说,孩子的健康成长,不仅仅体现在身体方面,心理方面的健康同样重要,而且这两者相互关联、相互影响。

在此,为家长们推荐一种按摩方法——捏脊。这种方法不仅有助于孩子消化,治疗厌食症状,还能对孩子的身体发育起到积极的推动作用。

小儿捏脊的具体操作方法如下: 让孩子保持俯卧的姿势,家长用双手的食指和拇指轻轻提捏孩子脊柱部位的皮肤和肌肉(为了防止擦伤孩子的皮肤,可以在孩子的后背涂抹一点滑石粉)。一般的操作手法是捏三次,然后往上提一次。从孩子的颈椎部位开始,一直捏到尾椎,再从尾椎反向捏回到颈椎,如此反复操作10次左右,直到孩子后背的皮肤呈现出潮红的状态即可。需要注意的是,手法一定要轻柔,避免让孩子感到疼痛而不配合。可以选择每天晚上孩子睡觉前,或者其他孩子空闲且空腹的时候进行。每次捏脊结束后,再用拇指在孩子的脾俞穴上按压2分钟。通常情况下,按照这样的方法按摩两天,就能够明显感觉到孩子的食欲有所增加。

第六章

肺藏魄：肺气强盛，才能气势恢弘

肺气不足皮肤差，试试枇杷膏

在人体之中，心、肝、脾、肺、肾这五脏，任何一个脏腑功能不佳，都可能致使肤色出现问题。比如，当晚上熬夜时，肝脏无法及时更新肝血，人的脸色就会呈现出发黄发青的状态，失去应有的红润色泽；要是肾脏功能不好，脸色则有可能变得发黑；而当体内心火过旺时，皮肤也许会异常泛红，如同艳丽的桃花一般……

当然，肺气不足也会导致皮肤问题，针对这种情况，这里为大家介绍一款食疗方。首先准备食材：50至60片枇杷叶（干的或者新鲜的都可以），2个梨子（将梨子去皮后切碎），250克红枣，120克莲子（如果是干莲子，需要

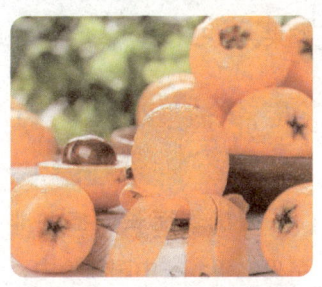

事先浸泡24小时），以及适量的蜂蜜。

制作方法如下： 先把枇杷叶清洗干净，放入清水中煮沸，接着将枇杷叶捞出，再用纱布过滤掉上面的茸毛，留下澄清的汁液。然后把切碎的梨肉、红枣、莲子以及蜂蜜一同放入锅中，倒入过滤好的枇杷叶汁，并搅拌均匀（水要能够没过所有食材）。盖上锅盖，用小火慢慢煮，每煮20分钟就搅拌一次，持续煮制，直至食材变成膏状。最后，将煮好的膏状物放入陶瓷罐中储存起来。

成年人的"青春痘"大多源于"忧愁暗恨生"

因忧伤而长痘痘并非罕见之事。在中医理论中，肺在情志方面对应着忧，过度的忧伤会对肺脏造成损害。一个人倘若长时间深陷忧伤的情绪之中，很容易致使肺气变得虚弱。肺脏主司宣发，人体进行新陈代谢所必需的各类营养物质，都需要经由肺脏来进行调配。一旦肺气不足，脾胃所运化产生的水谷精微就无法被输送至全身各处，进而导致气血郁滞，体内产生内热。由于肺脏主管着皮毛，所以皮肤往往会最先受到影响。《黄

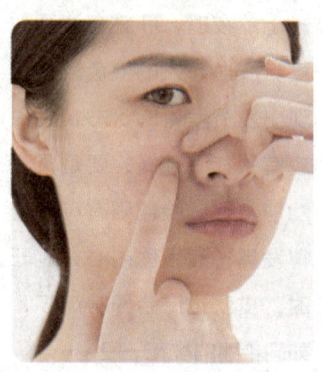

第六章　肺藏魄：肺气强盛，才能气势恢弘

帝内经·灵枢·痈疽》中提到"上焦出气，以温分肉，而养骨节，通腠理"，说的正是这个道理。

这种因忧伤致使肺气不足进而引发痘痘的情况，在秋季尤为容易发生，这与情绪因素密切相关。医书上有"女子伤春，男子悲秋"的说法。春秋两季，不仅是自然界万物生长与凋零的时节，同时也是人体内阴阳转换的关键时期。因此，在这两个季节里，人们的情绪极易发生波动。特别是在秋季，万物凋零，阳气逐渐收敛，阴气开始散发，人的情绪会不由自主地变得低落。

对于肺脏积热导致的面部青春痘问题，治疗的核心在于助力肺脏，促使肺经的经气得以顺畅宣发。所以，只要患者没有特殊的身体状况，通常可以选择通过拔罐来进行治疗。拔罐可谓是一种简单易行且能清热泻火的方法，并且基本没有副作用。具体操作如下：准备两个火罐，用棉签蘸取酒精后在火罐的内壁擦拭一圈，接着点燃蜡烛，用火焰加热火罐的内壁，随后迅速地将火罐扣在背部的肺俞穴和脾俞穴上。10分钟后将火罐取下，此时可以看到穴位处的皮肤呈现出紫红色。不少患者在拔罐后，立刻就能感觉到脸上那种火辣辣的感觉减轻了许多，效果十分显著。大概经过10次拔罐治疗后，患者脸上的痘痘会明显减少。而且，令人惊喜的是，很多人的体形也变得苗条了不少。这其实并不奇怪，中

医认为"肺朝百脉",当肺气得到良好的调理后,其他经络的气血运行会更加顺畅,体内的瘀血和郁滞得以疏通,毒素也能顺利排出,身体内的垃圾减少了,人自然而然就会瘦下来。

老年人气虚便秘？试试参核姜枣饮

在老年人中,肺气虚弱是较为常见的身体问题。中医理论认为,肺与大肠相互表里,同时肺为水之源(依据五行中金生水的原理)。人体水液的正常代谢,全依赖于肺气的宣发与肃降功能。一旦肺气虚弱,这些功能必然会受到影响,导致水液运化不畅。当水液无法正常润泽肠道时,肠道就会变得干涩,大便自然难以顺利

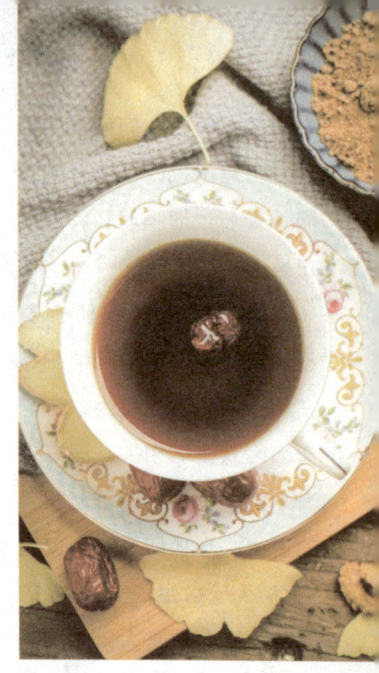

排出。

因此,很多人在面对便秘问题时,会建议多喝水、多吃蔬菜,这种方法确实有一定的道理。然而,人们往往忽略了一个关键问题,那就是摄入的这些东西,是否真的能被身体有效利用。这就好比学习知识,仅仅吸收了知识还不够,还

第六章　肺藏魄：肺气强盛，才能气势恢弘

需要能够灵活运用，只有这样知识才能真正为我们带来实际的益处，否则就如同"书呆子"一般，空有知识却无法发挥其作用。

有一款名为参核姜枣饮的饮品，它最大的功效就在于补益肺气。其中，生晒参性味甘温，具有大补元气、补益脾肺的作用；核桃仁则是温补肺肾的佳品，同时还能定喘润肠；生姜和红枣同样属于温补类食材，对于老年人因气血虚弱、肺气不足所导致的身体不适，有着良好的补养功效。由于肺与大肠相表里，当肺气得到充足的补充后，肠道的推动力也会增强，便秘的问题也就随之迎刃而解了。

当然，通过饮食来补充肺气固然重要，但更为关键的是要保持放松的心理状态。

清肺除热甲鱼汤，防秋燥，止咳嗽

一提到咳嗽与肺的关系，想必大家都有所了解。当秋天来临，气候变得干燥，对于体质较为虚弱的人而言，稍不留意就容易患上咳嗽。《黄帝内经》中有专门的篇章论述咳嗽，华夏中医始祖岐伯也曾多次强调"五脏六腑皆令人咳"。引发咳嗽的因素多种多样，外界的风寒、风热、燥火、痰湿、阴虚等，都有可能侵袭某个脏腑从而导致咳嗽症状的出现。

很多人都清楚秋梨膏具有不错的滋阴润肺功效。不过，这里要给大家推荐一款清热效果更为显著的汤

·调体补气养五脏·

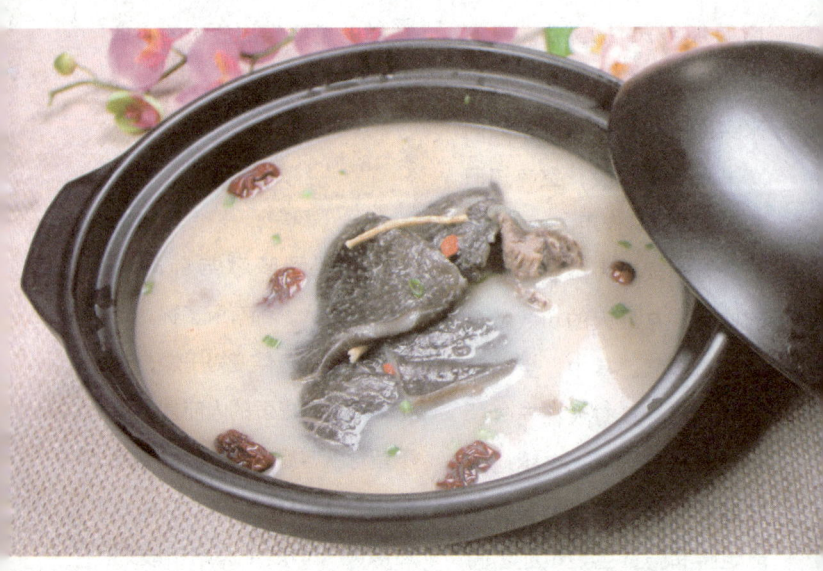

羹——蒸贝母甲鱼汤。

这道汤向来是治疗肺结核的经典方剂,对于一般的咳嗽,往往药到病除。即便没有咳嗽症状的人,在秋季气候干燥的时候,每隔一段时间饮用一次,也能够清除肺热,起到预防疾病、增强体质的作用。我们都知道,甲鱼是一种优质的滋补食材,古人曾评价它"补劳伤,壮阳气,大补阴之不足"。甲鱼肉性味平和,归肝经,具有滋阴凉血、补益调中的功效。

蒸贝母甲鱼汤的制作方法: 首先,准备5克川贝母,1只甲鱼,1千克的清鸡汤,适量的葱、姜、花椒、料酒、盐等调料。将甲鱼宰杀并清

第六章 肺藏魄：肺气强盛，才能气势恢弘

洗干净后，切成块状，放入瓦罐中。接着，往瓦罐里加入川贝母以及葱、姜、花椒、料酒、盐等调料，然后放入蒸笼，蒸制一个小时。待汤羹蒸熟后，趁热食用即可。

笑养肺

对于肺结核患者而言，关键的调养方式在于保持愉悦的心情，这也正是中医所讲的"喜克忧"。心与肺虽同处于人体的上焦部位，但它们之间的关系如同"欢喜冤家"，存在着相互克制的关系。在五行中，心属火，肺属金，依据五行相克的原理，火能克金。所以，当心火过于旺盛时，便会对肺脏产生不利影响。而"喜伤心"，适度的喜悦情绪能够抑制心火，避免心火过旺，使心气维持在相对平和的状态，进而不会对肺脏造成伤害。此外，"喜则气缓"，笑容对于因悲伤而郁滞的肺气具有良好的宣散作用。当凝结的肺气得以消散，相关的问题自然也就迎刃而解了。

在日常生活中，我们常常能看到这样的情景：当一个人处于极度悲伤的状态时，一个不经意的笑话就有可能让他忘却悲伤，转而开心

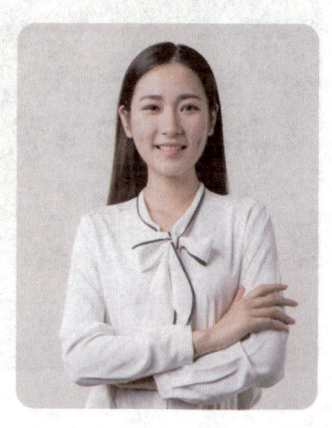

起来,其中的原理便是"喜克忧"。

经常保持笑容,能够使胸部得到扩张,进而增大肺活量,有助于排出肺泡内的一些"浊气",让血液循环更加顺畅,从而使体内的器官能够获得更充足的氧气供应。尽管这是从西医的角度进行的解释,但与中医的理念殊途同归,最终的结论是一致的。

因此,有报纸曾特别提醒退休的老年人,可以定期前往有山有水的郊区活动。在那样的环境中开怀大笑,能够促使肺部吸入大量的氧气,同时呼出二氧化碳。这确实是一种调和心肺以及其他脏腑气血的有效方式。居住在市区的老年人不妨每周安排时间到郊区走走,观赏绿色植物。这不仅有助于养肝,对于改善心情、养护肺脏而言,也是一个不错的选择。

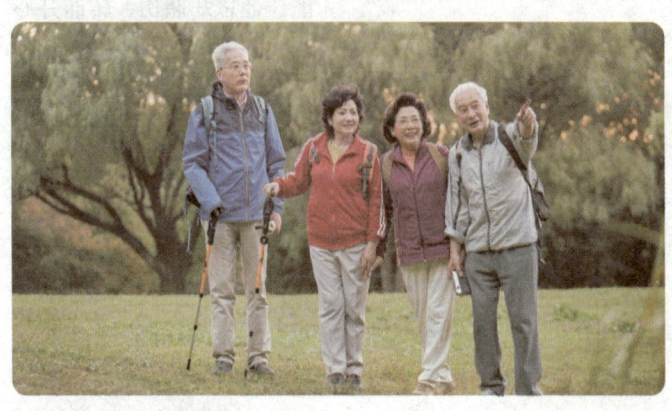